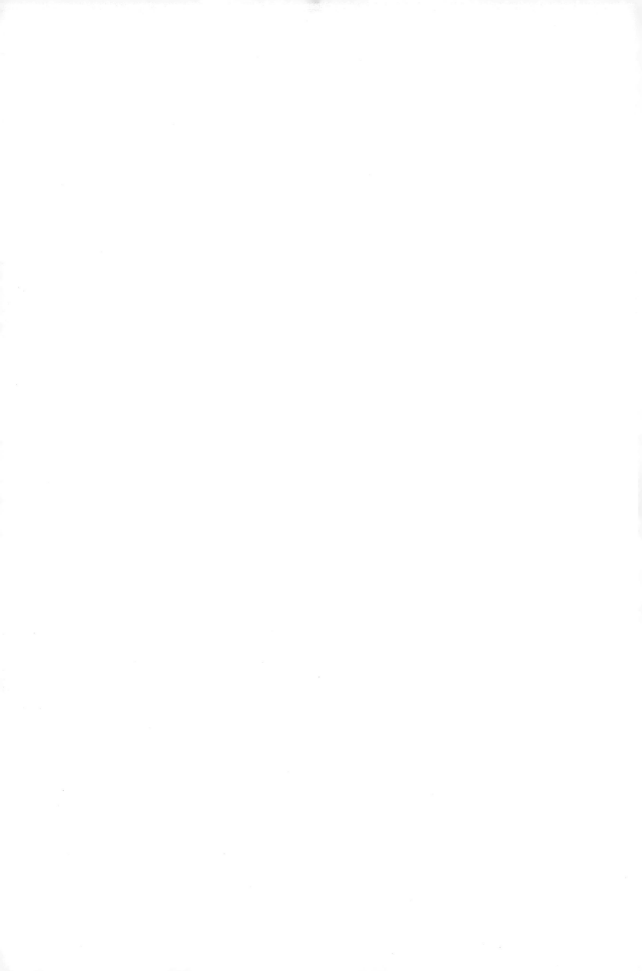

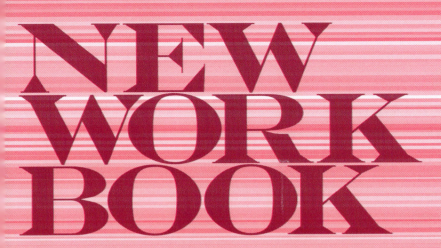

ニューワークブック

新訂版
解剖生理
人体のしくみとはたらき

芹澤 雅夫
獨協医科大学名誉教授

サイオ出版

目 次

第1章 総 論

1 解剖生理学の内容 8
2 人体の構成 8
3 人体の細胞 8
   1 形と大きさ／8
   2 内部構造／9
   3 細胞の増殖／9
   4 化学成分／9
4 組織の種類 10
5 人体各部の名称 10
6 体腔 10
7 体位・面・位置関係を示す用語 10
練習問題 11

第2章 骨格系

1 骨の生理的作用 14
2 骨の形と構造 14
   1 形／14
   2 構造／14
3 骨の成長 15
4 骨の成分 15
5 骨の発生 15
6 骨の連結 15
7 骨の名前と数 16
8 いろいろな部分の骨 18
   1 肋骨の種類／18
   2 骨盤をつくる骨／18
9 骨格系で記憶すべき事項 18
練習問題 19

第3章 筋 系

1 筋の生理的作用 23
2 筋組織の種類 23
3 骨格筋の種類 23
4 筋運動の種類 25

5 横隔膜 ────────────────────────────── 27

6 筋の生理 ───────────────────────────── 27

    1 閾値と「全か無の法則」／27

    2 興奮の加重と不応期／27

    3 骨格筋の収縮／27

練習問題 ─────────────────────────────── 28

第4章 循環器系

1 循環器系とは ──────────────────────── 33

2 心臓 ──────────────────────────────── 33

    1 位置／33

    2 構造／33

    3 心臓壁の血管／34

    4 心臓に分布する神経／34

3 血管 ──────────────────────────────── 34

4 血管系（付リンパ系） ─────────────────── 35

    1 肺循環（小循環）／35

    2 体循環（大循環）／35

    3 門脈循環／37

    4 脳の血液循環／37

    5 胎児の血液循環／38

5 心臓の生理 ──────────────────────────── 38

    1 血圧／38

    2 脈拍／39

6 血管の生理 ──────────────────────────── 39

7 リンパ系 ────────────────────────────── 40

8 脾臓 ──────────────────────────────── 40

9 体表から脈拍の触れやすい動脈名 ───────── 40

練習問題 ─────────────────────────────── 41

第5章 血液・組織間液およびリンパ

1 体液 ──────────────────────────────── 49

    1 種類／49

    2 生理作用／49

    3 血液、組織（間）液、リンパの関係／49

2 血液の成分 ──────────────────────────── 50

    1 血漿／50

    2 赤血球／50

3 白血球／51

4 血小板／51

3 血液の凝固と血球の凝集 ──────────────── 51

1 血液の凝固／51

2 血球の凝集／51

4 血液型の遺伝 ──────────────────────── 52

練習問題 ─────────────────────────────── 52

第6章 呼吸器系

1 呼吸器系とは ──────────────────────── 58

2 鼻 ─────────────────────────────── 58

3 咽頭 ────────────────────────────── 58

4 喉頭 ────────────────────────────── 60

5 気管および気管支 ───────────────────── 60

6 肺 ─────────────────────────────── 60

7 縦隔 ────────────────────────────── 60

8 気道の生理的作用 ───────────────────── 60

9 肺呼吸（外呼吸）と組織呼吸（内呼吸）──────── 62

10 呼吸運動 ──────────────────────────── 62

1 呼吸型／62

2 呼吸数と換気量／63

11 ガス交換 ──────────────────────────── 63

1 吸気・呼気中のガス／63

2 血液ガス／63

3 ガスの運搬／64

12 呼吸の調節 ─────────────────────────── 64

練習問題 ─────────────────────────────── 64

第7章 消化器系

1 消化とは何か ──────────────────────── 70

2 消化器系 ──────────────────────────── 70

3 口と口腔 ──────────────────────────── 70

4 歯 ─────────────────────────────── 72

5 大唾液腺（大口腔腺）─────────────────── 72

6 咽頭 ────────────────────────────── 72

7 食道 ────────────────────────────── 72

8 胃 ─────────────────────────────── 73

9 小腸 ────────────────────────────── 73

10 大腸 ·· 73

11 肝臓 ·· 74

12 膵臓 ·· 74

13 実質器官と中空器官 ·· 74

    1 実質器官／76

    2 中空器官／76

14 腹膜 ·· 77

15 消化管の運動 ·· 77

16 化学的消化 ·· 77

17 吸収 ·· 78

18 栄養素 ·· 78

    1 栄養素／78

    2 栄養素のカロリー／79

19 ビタミン ·· 79

20 物質代謝 ·· 80

21 基礎代謝 ·· 80

練 習 問 題 ·· 80

第8章 泌尿器系

1 排泄とは ·· 90

2 泌尿器系 ·· 90

3 腎臓 ·· 90

    1 位置／90

    2 構造／91

    3 腎単位(ネフロン)／91

4 尿管 ·· 91

5 膀胱 ·· 92

6 尿道 ·· 92

7 尿の生成と排泄 ·· 93

    1 尿の性状／93

    2 尿の生成／93

    3 排尿／93

練 習 問 題 ·· 94

第9章 生殖器系

1 生殖器系とは ·· 97

2 男性生殖器 ·· 97

    1 精巣(睾丸)／97

    2 精路／97

3 精液と精子 ⋯⋯⋯⋯⋯⋯⋯⋯⋯⋯⋯⋯⋯⋯⋯⋯⋯⋯ 98

4 女性生殖器 ⋯⋯⋯⋯⋯⋯⋯⋯⋯⋯⋯⋯⋯⋯⋯⋯⋯⋯ 99

 1 卵巣／99

 2 卵管／99

 3 子宮／100

 4 腟／100

 5 外陰部／100

5 性の決定 ⋯⋯⋯⋯⋯⋯⋯⋯⋯⋯⋯⋯⋯⋯⋯⋯⋯⋯⋯ 100

練習問題 ⋯⋯⋯⋯⋯⋯⋯⋯⋯⋯⋯⋯⋯⋯⋯⋯⋯⋯⋯⋯⋯ 101

第10章　内分泌系

1 内分泌系とは ⋯⋯⋯⋯⋯⋯⋯⋯⋯⋯⋯⋯⋯⋯⋯⋯⋯ 105

2 ホルモンの生理 ⋯⋯⋯⋯⋯⋯⋯⋯⋯⋯⋯⋯⋯⋯⋯⋯ 105

 1 ホルモンの作用／105

 2 ホルモン生産のしくみ／105

3 内分泌腺の種類と位置と働き ⋯⋯⋯⋯⋯⋯⋯⋯⋯⋯ 107

 1 下垂体／107

 2 甲状腺／107

 3 上皮小体／107

 4 副腎／107

 5 膵臓／108

 6 性腺／108

 7 胸腺／108

 8 松果体／108

 9 消化管のホルモン／108

 10 視床下部のホルモン／108

 11 その他／109

練習問題 ⋯⋯⋯⋯⋯⋯⋯⋯⋯⋯⋯⋯⋯⋯⋯⋯⋯⋯⋯⋯⋯ 109

第11章　神経系

1 神経系とは ⋯⋯⋯⋯⋯⋯⋯⋯⋯⋯⋯⋯⋯⋯⋯⋯⋯⋯ 114

2 神経組織 ⋯⋯⋯⋯⋯⋯⋯⋯⋯⋯⋯⋯⋯⋯⋯⋯⋯⋯⋯ 114

3 中枢神経系 ⋯⋯⋯⋯⋯⋯⋯⋯⋯⋯⋯⋯⋯⋯⋯⋯⋯⋯ 115

 1 脊髄／115

 2 脳／115

 3 中枢神経内の伝導路／119

 4 脳室系／119

 5 髄膜／119

4 末梢神経系 ⋯⋯⋯⋯⋯⋯⋯⋯⋯⋯⋯⋯⋯⋯⋯⋯⋯⋯ 119

1 脳神経／119

2 脊髄神経／121

3 自律神経系／121

5 神経系の生理 ………………………………………………… 123

1 興奮の伝導速度／123

2 興奮の伝達物質／123

3 脳電図(EEG，脳波)／123

4 脳脊髄液／124

6 反射 …………………………………………………………… 124

練習問題 …………………………………………………………… 125

第12章　感覚器系

1 感覚器系とは ……………………………………………… 133

2 刺激の受容器と刺激の種類 …………………………… 133

3 感覚の種類 ………………………………………………… 133

1 体性感覚／133

2 内臓感覚／135

3 特殊感覚／135

練習問題 …………………………………………………………… 137

第13章　体　温

1 体温とは …………………………………………………… 140

2 正常体温 …………………………………………………… 140

3 体熱の産生と放散 ……………………………………… 140

4 体温の調節 ………………………………………………… 140

練習問題 …………………………………………………………… 141

総合練習問題 …………………………………………………… 142

記憶すべき数値 ………………………………………………… 150

さくいん …………………………………………………………… 155

第1章

総　論

学習のポイント

1．解剖生理学は何を学ぶ学科か？
2．人体の構成はどうなっているか？
3．人体の細胞はどういう構成をしているか？
4．人体にはどんな組織があるか？
5．人体の各部の名称は？
6．人体の体位・面・位置関係を示す用語は？

1　解剖生理学の内容

　人体の構造と、その機能を調べる学問である。解剖学は人体内の各器官の構造、形状、位置および各器官相互の関係について調べ、生理学は各器官および全身の機能について調べる。この両者を合わせて調べ、人体全体を理解するのが解剖生理学である。

2　人体の構成

　人体の構造の生きている最小の基本的な単位は細胞であり、人体が示す生命現象（生まれ、新陳代謝を行ない、成長し、刺激に反応し、運動し、産み、死ぬなどのすべての現象を指す）は、すべてこの細胞により行なわれている。同種の細胞が集まり、細胞間物質とともに組織をつくる。種々の組織が集まり、一定の配列をとって具合的な形態をもち、独立した働きをする器官をつくる。いくつかの器官が互いに協力してより大きな同一目的のために働くとき、それらの器官の集まりを系統（または器官系）という。たとえば、消化器系は、口、食道、胃、腸、肝臓、膵臓などの器官の集まりで、個々の器官の機能より大きな「飲食物を消化して必要な物質を取り入れる」という目的のために働く。各器官は、上皮組織、支持組織、筋組織、神経組織が特定の配列をした集まりである。

　系統には、骨格系、筋系、消化器系、呼吸器系、泌尿器系、生殖器系、内分泌器系、循環器系、神経系、感覚器系の10系統がある。

3　人体の細胞

1　形と大きさ

　細胞の形は本来は球形であるが、実際には多角形、扁平形、円柱形、紡錘形または不定形などさまざまである。直径10〜30μmくらいが多いが、かなり大きいものもある（筋細胞に

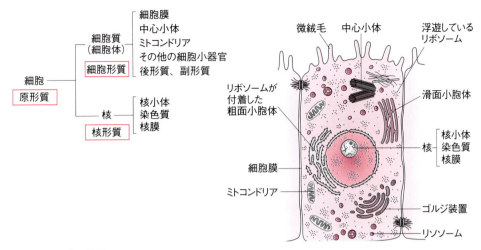

図1-1　細胞の構造

は5cmくらいの長さのものもあり、卵細胞は0.2mmの直径をもつ）。

2 内部構造

　核膜に包まれた核と、細胞膜（形質膜または原形質膜）に包まれた細胞質（細胞体）の2つの部分からなる（図1-1）。

　これらをつくっている物質としては、細胞質（細胞体）は細胞形質から、核は核形質からなっていて、両形質とも原形質とよばれる。生命現象はこの原形質が行なう。

　細胞形質内には小構造物で一定の機能をもつ有形形質があり、細胞小器官という。電子顕微鏡の所見も加えると、中心小体（中心体）、ミトコンドリア、ゴルジ装置、小胞体、リボゾーム、リソソームなどがこれに属する。また、一時的に細胞内に貯蔵されたり摂取されたもの（液胞、脂肪滴など：副形質という）や、特殊化した細胞でのその機能に関連した構造（線毛、原線維など：後形質という）が存在することもある。

　核内には核小体があり、小粒子状の染色質（クロマチン）が散在するが、有糸分裂時には染色質から染色体がつくられ、この中に一種のタンパク質（蛋白質：蛋は卵、蛋白は卵白のこと）であるDNA（デオキシリボ核酸）が含まれ、遺伝子を形成している。

3 細胞の増殖

　細胞の増殖は、細胞分裂による。人体の成長あるいは補修は、細胞の増殖によって行なわれる。人体の細胞は、主として間接（有糸）分裂法により分裂し、その際、46個の染色体が現れる。体細胞生成の際は、何回分裂をくり返しても染色体数は変わらないが、生殖細胞生成の際には、染色体数が半減する減数分裂が行なわれる（p.100参照）。

4 化学成分

　人体を構成する主な元素は、O・C・H・N・Ca・P・K・Na・S・Cl・Mg・Fe・I・Cu・Znなどで、下線以外の元素はごく微量である。有機物（約1/3）としては、タンパク質、脂肪、糖質が主なものである。無機物としては無機塩類（約1％）で、水が全体の約2/3を占める。原形質はこれらのものによってできた半流動状の膠質（コロイド）である。

4 組織の種類

1）**上皮組織**（組織の表面を構成する上皮、および腺）
2）**支持組織**（結合組織、軟骨組織、骨組織に大別されるが、血液もこれに属する）
3）**筋組織**（骨格筋：横紋筋、随意筋、運動神経の指示によって収縮する。内臓筋：平滑筋（横紋は明暗の縞が凸凹に見えるが、横紋がないと平滑に見える）、不随意筋、自動能あり、自律神経によって調節される。心筋：横紋あり、不随意筋、自動能あり、自律神経によって調節される。）
4）**神経組織**（p.114参照）
（内臓学で取り扱われる器官の種類についてはp.76参照）

5 人体各部の名称

　人体は、頭（アタマ、とう）、頸（クビ、けい）、体幹（たいかん）、体肢（たいし）に大きく分けられる。体幹は胸（ムネ、きょう）、腹（ハラ、ふく）、骨盤（こつばん）に分けられ、その後面を頸の後面を含めて背（セナカ、はい）という。体肢は上肢（じょうし）と下肢（かし）に分かれている。

6 体腔（狭義の体腔は胸腔と腹腔の2つ）

1）**頭蓋腔**：頭蓋骨—6種8個で囲まれ（p.16）、脳を入れる。脳膜が脳を包む。
2）**脊柱管**：椎骨の椎孔がつながってつくり、脊髄を入れる。脊髄膜が脊髄を包む。
3）**胸腔**：胸郭（胸壁）と横隔膜で囲まれ、左右の肺とそれに挟まれた中央部の縦隔内の器官が入る。縦隔内には、心臓、気管、気管支、食道、大動脈、大静脈、肺動・静脈、胸管、迷走神経、横隔神経、胸腺などの器官がある。肺は胸膜で、心臓は心膜で包まれる。
4）**腹腔**：腹壁と横隔膜で囲まれ、消化器系、泌尿器系、生殖器系、内分泌腺の一部を入れる。小骨盤によってつくられる骨盤腔はこの下部にあたる。消化器系の大部分は、上方の約40cmを除いてすべて腹腔内にある。骨盤腔には、直腸、膀胱、子宮、卵巣などがある。内臓の多くは腹膜でおおわれる。

7 体位・面・位置関係を示す用語

1）**自然体**：直立して踵（かかと）をつけ上肢を体幹の両側に垂らし、手のひらを前に向けた（前腕を回外した）姿勢をいう。この姿勢で内側、外側、上、下などを決める（解剖学的自然位（基本位）ともいう）。
2）**矢状面**：体を正面から垂直に切り下ろした面。「矢状縫合と平行な垂直面」の意味。体を通る矢状面は無数に想定され得る。そのうちで左右の真ん中（正中）に位置する面を正中面という（1つしかない）。なお、正中面と体表との交線を正中線という。
3）**前頭面**：額に平行な面（無数に想定できる）。冠状面（冠状縫合と平行な垂直面の意味）ともよばれる。

4）**水平面**：人体を横断する面。解剖学的に基本の直立した姿勢で、静止した水面に平行な面のこと（無数に想定できる）。矢状面と前頭面と水平面とは互いに直交する。

5）**内側、外側**：正中面により近い方が内側、正中面からより遠い方が外側。

6）**橈側**＊、**尺側**＊：上肢で橈骨の側（外側）が橈側、尺骨の側（内側）が尺側。

7）**脛側**＊、**腓側**＊：下肢で脛骨の側（内側）が脛側、腓骨の側（外側）が腓側。

8）**遠位、近位**：体肢について、長軸に沿った位置関係を示し、体幹との接続部により近い方を近位、指先により近い方を遠位という。上肢・下肢とも自然位では遠位が下方で近位が上方となる。

＊上肢では回内・回外により内側・外側が逆転し得るため、橈側、尺側が実際に使用されている。下肢では、回旋によって内側・外側が逆転することがないため、内側、外側で問題なく、脛側、腓側が使用されることはきわめて少ない。

練習問題

1 ▶▶ 細胞について、誤っているものはどれか1つ選びなさい。

1．細胞膜を境にして、細胞の内と外ではイオン組成が異なる。

2．ATP（アデノシン三リン酸）は、筋細胞の収縮のエネルギー源である。

3．細胞の内側は、外側に比べて電気的にマイナスになっている。

4．細胞質の中にはDNAが含まれている。

✓CHECK ☐☐☐

2 ▶▶ 次のうち、誤っているものはどれか1つ選びなさい。

1．組織は、同じ種類の細胞と細胞間物質とからなる。

2．いくつかの組織の集まりで、一定の形と機能をもつものを器官という。

3．互いに協力して1つの総合的作用を営む器官の集まりを系統（器官系）という。

4．呼吸器系には、外呼吸が行なわれるのに必要なすべての器官が含まれている。

✓CHECK ☐☐☐

第1章　総　論

3 ▶▶　次のうち、誤っているものはどれか1つ選びなさい。

1．人体の細胞をつくっている原形質は、水にタンパク質、糖質、脂質、無機塩類などが溶けたコロイド状の半流動性の物質である。

2．原形質の1/3は水であり、2/3がタンパク質その他の溶けている物質である。

3．核の周囲にある原形質を細胞形質という。

4．細胞の外表面を取り巻く膜を細胞膜といい、これも原形質の一部である。

CHECK

4 ▶▶　次のうち、細胞小器官でないものはどれか1つ選びなさい。

1．ミトコンドリア

2．中心小体

3．染色体

4．小胞体

CHECK

5 ▶▶　上皮とそれがある場所との組み合わせで、誤っているものはどれか1つ選びなさい。

1．扁平上皮 —— 皮膚・食道・腔の上皮

2．立方上皮 —— 細気管支・尿細管・甲状腺濾胞の上皮

3．移行上皮 —— 尿管・膀胱の粘膜上皮

4．線毛上皮 —— 胃・腸・腺の導管の上皮

CHECK

6 ▶▶　人体の構成について、誤っているものはどれか1つ選びなさい。

1．人体の器官をつくる素材を組織といい、上皮組織、支持組織、筋組織、神経組織の4種類に分けられる。

2．心筋は横紋をもつが、骨格筋と異なり不随意筋である。

3．人体のすべての細胞は、分裂の回数に関係なく染色体の数は変わらない。このような分裂は有糸分裂とよばれる。

4．腺は、発生学的には皮膚や粘膜の上皮が結合組織内に落ち込んでできたもので、上皮組織からなる。

CHECK

7 ▶▶ 次のうち、弾性軟骨はどれか1つ選びなさい。

1．肋軟骨

2．耳介軟骨

3．椎間円板

4．関節軟骨

✅CHECK ☐☐☐

8 ▶▶ 人体に想定される平面の組み合わせで、互いに直交しないものはどれか1つ選びなさい。

1．矢状面 ── 正中面

2．前頭面 ── 矢状面

3．水平面 ── 正中面

4．前頭面 ── 水平面

✅CHECK ☐☐☐

9 ▶▶ 人体での位置関係や方向を示す用語で、誤っているものはどれか1つ選びなさい。

1．一般に、近位や遠位というのは、体肢の付け根から近い方とか遠い方とかを意味している。

2．上肢で尺側というのは、尺骨のある側で外側をいう。

3．手のひらは手掌といい、足の裏は足底という。

4．矢状方向とは、人体を前後に走る方向をいう。

✅CHECK ☐☐☐

10 ▶▶ 次のうち、誤っているものはどれか1つ選びなさい。

1．ヒトは44本の常染色体と2本の性染色体をもつ。

2．性別は性染色体によって決まり、性染色体XとYをもつのは男性である。

3．胎盤と胎児を連絡する臍帯の中には、2本の臍静脈（動脈血）と1本の臍動脈（静脈血）が通っている。

4．受精卵は子宮内膜に着床し、約40週で胎児は成熟する。

✅CHECK ☐☐☐

第2章　骨格系

第2章

骨格系

学習のポイント *Point*

1．骨とは何か、どんな働きがあるか？
2．骨どうしはどのように連結するか？
3．骨の名称と形および位置と数
　1）頭蓋　2）脊柱　3）胸郭　4）骨盤
　5）上肢の骨格　6）下肢の骨格

1 骨の生理的作用

1）**支柱**（骨質・軟骨質の硬さによる）
2）**保護**＊（同上。頭蓋・脊柱・胸郭・骨盤で内腔にある器官を保護）
3）**筋の起始・停止場所の提供**（受動的運動器）
4）**運動**＊（可動性をもった連結がそなわっている。筋によって動かされる受動的運動器）
5）**造血**（赤色骨髄）
6）**ミネラルの貯蔵**＊（骨質の基質に沈着している金属元素。Caその他）

＊胸郭は保護のみならず拡大・縮小することによって肺の働きを助けている。骨質の金属元素は放射線を吸収して、骨髄を放射線障害から保護する作用もしている。

2 骨の形と構造

1 形

1）**長骨**：上腕骨、橈骨、尺骨、大腿骨、脛骨、腓骨、中手骨、中足骨など。円柱状で、その両端を**骨端**、中央部を**骨幹**という。
2）**短骨**：椎骨、手根骨、足根骨など。立方形などの形をし、長軸・短軸の区別がない。
3）**扁平骨**：頭頂骨、後頭骨、胸骨など。
4）**混合骨**（あるいは不正形骨）：上記の3種の骨の性質を合わせもつもの——肩甲骨、寛骨など。
5）**含気骨**：骨中に空気を含む空洞のあるもの——上顎骨、篩骨、蝶形骨、前頭骨（以上の4種の骨の空洞が副鼻腔）。側頭骨（鼓室～乳突蜂巣）。

2 構造

1）**骨膜**：結合組織よりなり、骨を保護し、骨の栄養と知覚をつかさどる血管・神経の分布

があり、骨の太さの成長や再生をはかる。

2）**骨質**：骨組織（骨細胞と基質）からなり、長骨の骨幹は厚い緻密質からなる管をなす。緻密質にはハバース管が縦に走り、その中を血管が通る。骨幹の中心部は髄腔となっている。長骨の骨端や短骨では、表面は緻密質の薄い層（皮質）からなり、内部は海綿質からなる。

3）**軟骨質**：軟骨組織（軟骨細胞と基質）からなり、関節面にあるもの（関節軟骨：生涯存続）と、骨幹と骨端との間にあるもの（骨端軟骨：発育期にのみ存在）がある。

4）**骨髄**：海綿質および髄腔を満たす組織である。造血組織があるものは赤色骨髄とよばれ、体幹の骨は終生この骨髄を保有する。造血組織を失ったものは脂肪細胞に置き換わり、黄色骨髄といわれる。幼児はすべての骨髄が赤色骨髄であるが、体肢の骨では成長に伴って黄色骨髄になる。赤色骨髄の造血機能は、赤血球・白血球の大部分と血小板をつくるものである。骨髄穿刺に用いられるのは、終生赤色骨髄を保有していて体表に近い胸骨・腸骨などである。

3 骨の成長

　長骨では、太さの成長は骨膜で、長さの成長は骨端と骨幹の間の骨端軟骨（化骨すると骨端線となって成長は止まる）で行なわれ、下垂体前葉ホルモンの影響を受ける。

4 骨の成分

　骨組織の基質は石灰質（主にリン酸石灰85％と炭酸石灰10％）と膠様質とからなる。幼児の骨は膠様質が多いので折れにくいが、高齢者の骨は膠様質が少ないので折れやすい。血中のカルシウム濃度が低下すると、上皮小体ホルモンの作用によって骨中から石灰質が血中に放出され、血中のミネラルの恒常性維持に役立つ。

　骨組織のカルシウムが減少すると、骨粗鬆症となる。

5 骨の発生

1）**軟骨性骨（置換骨）**：硝子軟骨によりモデルができ、しだいに骨組織に変わっていく。

2）**膜性骨（付加骨）**：結合組織から骨組織に変わっていく。頭蓋冠の骨（泉門）や、顔面の骨の発生にみられる。

6 骨の連結

A．**不動結合**：骨と骨が、間に入って両骨に付着する組織によって連結する。骨からもう1つの骨まで、間の組織を経て組織が続いている。間の組織によって3種類ある（図2-1）。

1）**線維性結合**：縫合（冠状縫合、矢状縫合、ラムダ縫合など）、靭帯結合（脛腓靭帯結合その他）。

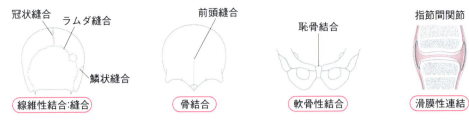

図2-1 不動結合と可動結合

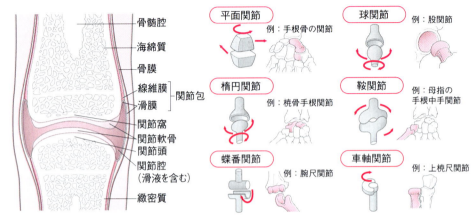

図2-2 関節の構造と種類

2) **軟骨性結合**：線維軟骨によるもの(少し可動性がある。椎間円板、恥骨結合など)、硝子軟骨によるもの(骨幹と骨端、腸骨と坐骨と恥骨など)。

3) **骨結合**：線維性または軟骨性の結合が、間の組織が骨結合に変わってひと続きの骨となった状態。骨端線、前頭骨(胎児期には左右に分かれている)、寛骨(腸骨と坐骨と恥骨)、仙骨(仙椎)など。

B．**可動結合**：連結する骨に付着している関節軟骨どうしは続いておらず、間に関節腔が存在する。骨から骨へ続いている組織は滑膜だけ(そのため滑膜性連結ともいう)。この連結を関節という(図2-2)。

1) **関節**：可動結合。関節面の形による分類では、球関節(肩関節、股関節。股関節のように関節窩の深いものは臼状関節ともいう)、楕円関節(環椎後頭関節、橈骨手根関節)、蝶番関節(膝関節、肘関節、指節間関節)、鞍関節(母指の手根中手関節)、車軸関節(肘関節の上橈尺関節)など。

7 骨の名前と数

主な骨格を図2-3に示す。

1) **頭蓋の骨(頭蓋骨)**：前頭骨*(1)、頭頂骨*(2)、後頭骨*(1)、側頭骨*(2)、蝶形骨*(1)、篩骨*(1)、鼻骨(2)、鋤骨(1)、下鼻甲介(2)、涙骨(2)、上顎骨(2)、頬骨(2)、口蓋骨(2)、下顎骨(1)、舌骨(1)、(計15種23個。このうち*印の6種8個が頭蓋腔を囲む)

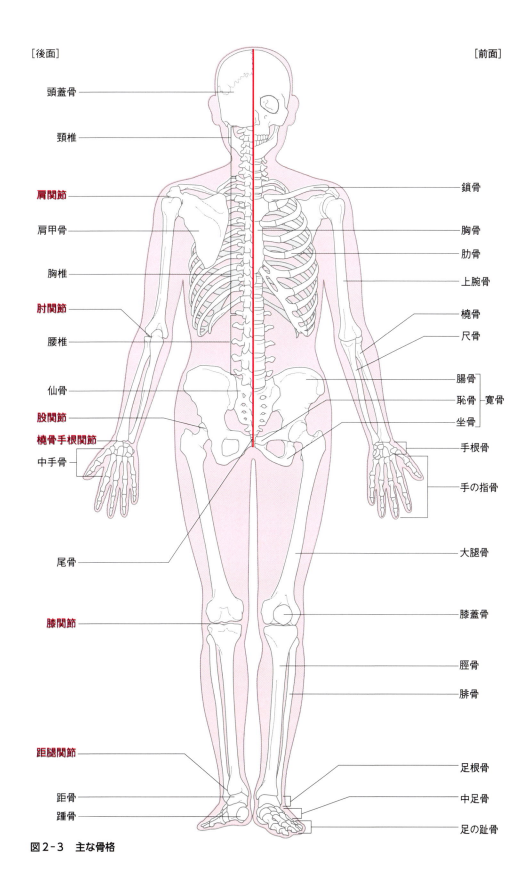

図2-3　主な骨格

2）脊柱の骨：頸椎（7）、胸椎（12）、腰椎（5）、仙椎（5）、尾椎（3〜5）（計32〜34個。ただし、成人では仙椎が仙骨（1）に、尾骨（1）となり、計26個となる）

3）胸郭の骨：肋骨（12対、24）、胸骨（1）、胸椎（12）（計37個）

4）上肢の骨：鎖骨（1対）、肩甲骨（1対）、上腕骨（1対）、前腕の骨（尺骨1対、橈骨1対）、手の骨［手根骨（8対）、中手骨（5対）、指骨（2＋3＋3＋3＋3＝14対）］（計32対、64個）

5）下肢の骨：寛骨（1対）、大腿骨（1対）、膝蓋骨（1対）、下腿の骨（脛骨1対、腓骨1対）、足根骨（7対）、中足骨（5対）、指骨（趾骨）（14対）（計31対、62個）

　　　　［合計212個、ただし胸椎は2回数えられているから骨の数は200個］

8　いろいろな部分の骨

1　肋骨の種類

1）真肋：第1〜7肋骨。肋軟骨を介して直接胸骨につく。

2）仮肋：第8〜12肋骨。

　①第8、9、10肋骨は肋軟骨を介して、第7肋軟骨に、間接的に胸骨につく。

　②**浮遊弓肋**—第11、12肋骨。胸骨に全く関係せず。

2　骨盤をつくる骨

　左右の寛骨（腸骨、坐骨、恥骨が骨結合してできる）、仙骨、尾骨からなる。仙骨と腸骨との間の関節を仙腸関節といい、可動性はないが、恥骨結合とともに出産時にゆるむ。骨盤は分界線によって大骨盤と小骨盤に分けられる。小骨盤の内腔を骨盤腔という。

9　骨格系で記憶すべき事項

骨迷路：側頭骨岩様部（錐体）中にある、骨の中にあいている複雑な形の洞や管で、内耳の部分にあたる。骨半規管、前庭、蝸牛に分けられる。その中には、ほぼ同形の**膜迷路**（骨半規管に膜半規管、前庭に卵形嚢と球形嚢、蝸牛に蝸牛管）が存在している。

大後頭孔：大孔ともいい、後頭骨にあり、頭蓋腔と脊柱管とを連絡する。

トルコ鞍：トルコくら、またはトルコあん。蝶形骨の中央部上面にあり、前後よりも間が低く、左右はさらに低い鞍の形をしている。**下垂体**を入れている。

副鼻腔：蝶形骨洞、上顎洞、前頭洞、篩骨蜂巣（一括して篩骨洞ともいう）のことをいう。鼻腔と交通し、蓄膿症の起こりやすい場所（p.58）。

泉門：新生児期に頭蓋骨間のまだ骨化していない膜様の部分をいう。左右の前頭骨（生後骨結合して1つとなる）と左右の頭頂骨との間の**大泉門**（冠状縫合と矢状縫合との会合部、生後約2年で閉じる）、左右の頭頂骨と後頭骨との間の**小泉門**（矢状縫合とラムダ縫合との会合部、生後約6か月で閉じる）の2つがよく知られている。

練習問題

1 ▶▶ 骨の機能について、誤っているものはどれか１つ選びなさい。

1. 身体の支持
2. 血液のミネラル恒常性の保持
3. 骨髄における造血
4. 運動時におけるクッション

✔CHECK ☐☐☐

2 ▶▶ 次のうち、正しいものはどれか１つ選びなさい。

1. 人体の骨格は、頭蓋・脊柱・胸郭・骨盤・上肢骨・下肢骨・指骨に大別される。
2. 関節に無理な外力が加わり、関節面がはずれることを捻挫という。
3. 骨盤腔には子宮・卵巣・膵臓・直腸などの臓器がおさめられている。
4. 第１頸椎は、その形が環状をしているので環椎とよばれ、第２頸椎は頭蓋の回旋軸となるので軸椎とよばれる。

✔CHECK ☐☐☐

3 ▶▶ 次のうち、誤っているものはどれか１つ選びなさい。

1. 幼児の骨髄はすべて赤色骨髄であるが、成長に伴ってすべての骨髄が次第に黄色骨髄になる。
2. 骨端軟骨は骨の長さの成長を行ない、成長の止まった骨には存在しない。
3. 骨膜は骨を保護するほか、骨を養い、骨の太さの成長や再生をつかさどる。
4. 骨質は長骨の骨幹では緻密質が厚い壁をなし管状になっており、中心部の髄腔には骨質は存在しない。

✔CHECK ☐☐☐

4 ▶▶ 骨格系に関して、正しいものの組み合わせはどれか１つ選びなさい。

a. 骨が長さの成長をするのは、骨幹と骨端との境の軟骨細胞が増殖して、のちに骨化することによる。
b. 骨膜は結合組織の膜で、血管と神経に富み、骨の保護と栄養をつかさどる。
c. 骨盤は性差の最もはっきりした骨格で、女性では分娩時に恥骨結合が多少ゆるみ、尾骨が後ろへ押されて産道が拡げられる。
d. 新生児では、前頭骨と左右の頭頂骨との間に大泉門とよばれる骨化してない膜様の部分がある。

1.(a、c、d)　2.(a、b)　3.(b、c)　4.(a〜dのすべて)

✔CHECK ☐☐☐

5 ▶▶ 次のうち、正しいものはどれか1つ選びなさい。

1．頭蓋の骨どうしは、大部分が縫合で結合して頭蓋腔・眼窩・鼻腔を囲み、関節は1対の顎関節だけである。

2．脊柱は32~34個の椎骨から構成されており、頸椎が7個、胸椎が12個、腰椎は5個、仙骨は5個、尾骨は3～5個である。

3．胸郭は1個の胸骨、12個の胸椎、12個の肋骨でつくられ、胸腔内の重要な器官を保護し、拡大縮小して胸式呼吸を行なう。

4．骨盤は左右の腸骨と、仙骨、尾骨および第5腰椎で構成され、かつ男女差の著しい骨格である。

CHECK ☐☐☐

6 ▶▶ 関節について、正しい組み合わせはどれか1つ選びなさい。

1．蝶番関節 ──── 指節間関節

2．球(臼状)関節 ── 肩鎖関節

3．車軸関節 ──── 仙腸関節

4．楕円関節 ──── 足関節

CHECK ☐☐☐

7 ▶▶ 体表から触知される骨と、その骨の部分との組み合わせのうち、誤っているものはどれか1つ選びなさい。

1．下顎骨 ── おとがい

2．胸骨 ─── 剣状突起

3．上腕骨 ── 内側上顆

4．腓骨 ─── 内果

CHECK ☐☐☐

8 ▶▶ 関節をつくる2つの骨の組み合わせとして、誤っているものはどれか1つ選びなさい。

1．肩甲骨と上腕骨

2．尺骨と上腕骨

3．胸椎と胸骨

4．大腿骨と寛骨

CHECK ☐☐☐

9 ▸▸ 関節とそれを構成するすべての骨との組み合わせのうち、正しいものはどれか1つ選びなさい。

1. 膝関節 —— 大腿骨・脛骨・腓骨
2. 肩関節 —— 鎖骨・肩甲骨・上腕骨
3. 肘関節 —— 上腕骨・橈骨・尺骨
4. 股関節 —— 腸骨・坐骨・大腿骨

✓ CHECK ☐☐☐

10 ▸▸ 次のうち、正しいものの組み合わせはどれか1つ選びなさい。

a. 骨盤は仙骨、尾骨および左右の寛骨から構成される。
b. 真結合線とは、仙骨の岬角中央と恥骨結合後面を結んだ径である。
c. 女性の仙骨の弯曲度は、男性より小さい。
d. 女性の恥骨下角(弓)は、男性よりも大である。

1.(a、b、c)　2.(a、b、d)　3.(b、c、d)　4.(a〜dのすべて)

✓ CHECK ☐☐☐

11 ▸▸ 骨について、誤っているものはどれか1つ選びなさい。

1. 「きょうこつ」には、頭蓋を構成する骨と、胸郭を構成する骨とがある。
2. 「けいこつ」には、脊柱を構成する骨と、下肢の骨格を構成する骨とがある。
3. 「びこつ」には、頭蓋を構成する骨と、骨盤を構成する骨とがある。
4. 「しこつ」には、頭蓋を構成する骨と、手足の骨格を構成する骨とがある。

✓ CHECK ☐☐☐

12 ▸▸ 大泉門について、正しいものはどれか1つ選びなさい。

1. 前頭骨と左右の頭頂骨との間の膜様部で、生後約2年で閉じる。
2. 後頭骨と左右の頭頂骨との間の膜様部で、生後約3か月で閉じる。
3. 前頭骨と左右の頭頂骨との間の膜様部で、生後約3か月で閉じる。
4. 左右の頭頂骨の間の膜様部で、生後約6か月で閉じる。

✓ CHECK ☐☐☐

13 ▸▸ 次のうち、誤っているものはどれか1つ選びなさい。

1. 前腕には2個の長骨があって、母指側のものを橈骨、小指側のものを尺骨という。
2. 女性の骨盤腔は男性より広く、これは分娩を考えれば当然といえる。
3. 下腿にある2本の長骨は、母指側の脛骨と小指側の腓骨である。
4. 手根骨は14個からなり、中手骨は10個からなっている。

✓ CHECK ☐☐☐

第2章　骨格系

14 ▶▶ 次のうち、誤っているものはどれか1つ選びなさい。

1．椎間円板は線維性軟骨である。

2．椎孔を上下に連結して脊柱管が構成される。

3．トルコ鞍には松果体が入っている。

4．鼻腔には上、中、下の3対の鼻甲介が、外側の壁から出っぱっている。

✔CHECK ☐☐☐

15 ▶▶ 次のうち、正しいものはどれか1つ選びなさい。

1．肋骨のうち胸骨と連絡する方の部分は、軟骨となっている。

2．大腿骨の骨折を起こしやすい部分を、外科頸という。

3．下腿前面の皮下に触れられる骨は、腓骨である。

4．足根骨は、距骨、踵骨、楔状骨の3種の骨からなっている。

✔CHECK ☐☐☐

16 ▶▶ 身体の部位と骨との組み合わせのうちで、正しいものはどれか1つ選びなさい。

1．頭部 —— 前頭骨、蝶形骨、肋骨、上顎骨

2．体幹 —— 肩甲骨、胸骨、脛骨、胸椎

3．上肢 —— 上腕骨、橈骨、尺骨、指骨

4．下肢 —— 大腿骨、腓骨、頰骨、膝蓋骨

✔CHECK ☐☐☐

17 ▶▶ 次のうち、誤っているものはどれか1つ選びなさい。

1．カルシウム、リン、ビタミンDが不足すると骨の発育が障害される。

2．骨は石灰質と膠様質とからなっていて、幼児の骨は石灰質に富んでいるので骨折を起こしにくい。

3．関節軟骨には、血管、リンパ管、神経が存在しない。

4．骨髄には、造血能力のある赤色骨髄と、造血能力を失って脂肪化した黄色骨髄とがある。

✔CHECK ☐☐☐

第3章

筋　系

学習のポイント *Point*

1．筋組織とは？
2．骨格筋の名称と作用は？
3．筋運動の種類は？
4．筋の収縮はどのようにして起こるか？

1 筋の生理的作用

収縮することによって（伸びることによってではない）身体、または身体の一部の運動を起こすこと、および収縮により熱を発生し、体温の維持を行っている（収縮には電気的変化をも伴う：活動電位）。

2 筋組織の種類

1）**骨格筋**：骨格系に付いて、骨格の運動を行なわせる。皮膚に付いて、皮膚の運動（表情など）を行なう皮筋を含む。大きな円柱形の筋細胞の、広い細胞質内に充満している筋原線維に、明瞭な横紋があるので<u>横紋筋</u>とよばれる。横紋筋という名は骨格筋と同じ意味で使われることもある。随意筋。運動神経の指示により収縮する（一部の内臓にも存在する。口・食道など）。

2）**内臓筋**：心臓以外の内臓の壁、血管の壁を構成する（皮膚にも存在。立毛筋）。紡錘形の筋細胞には横紋がない。横紋は明暗の縞紋様で凸凹に見えるが、横紋がないと平滑に見えるので<u>平滑筋</u>とよばれる。不随意筋。自動能あり。自律神経でその働きが調節される。

3）**心筋**：心臓の壁（心筋層）をつくる。短い枝分かれした筋細胞には横紋があるが、骨格筋ほど明瞭ではない。不随意筋。自動能あり。自律神経で調節される。

3 骨格筋の種類

骨格筋はその形状、構造、走行、存在部位、作用運動の種類によって種々の名称をもつ。主な骨格筋を**図3-1**に示す。

①**形状による**：菱形筋、三角筋、方形筋、鋸筋。
②**構造による**：二頭筋、三頭筋、四頭筋、二腹筋（筋頭または筋腹の数による）。
③**走行による**：直筋、輪筋、斜筋、横筋。

第3章 筋系

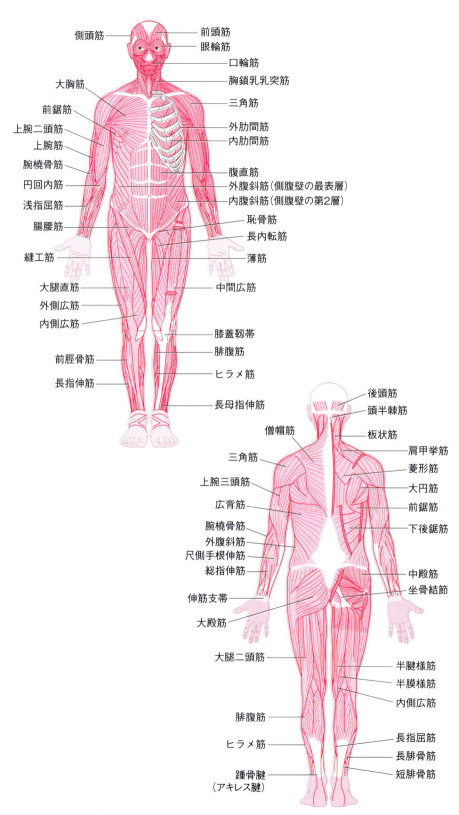

図3-1　主な骨格筋

④存在部位による：上腕筋、側頭筋、腹筋、大腿筋。
⑤作用運動の種類による：屈筋、伸筋、内転筋、外転筋、回内筋、回外筋、咀嚼筋、挙筋、括約筋。

＜存在部位による分類＞

1）頭の筋

　①表情筋（顔面筋、浅頭筋ともいう）—後頭前頭筋（中間は帽状腱膜で頭皮と密着する）。眼輪筋、口輪筋、耳介筋など約30個の皮筋（顔面神経で収縮する）。

　②咀嚼筋—側頭筋、咬筋、内側翼突筋、外側翼突筋〔下顎神経（三叉神経の第３枝）で支配される〕。

2）頸の筋：胸鎖乳突筋、前斜角筋、舌骨筋群など（以下すべて脳神経、脊髄神経の運動神経で支配される）。

3）背の筋：僧帽筋、広背筋など。

4）胸の筋：大胸筋、小胸筋、外肋間筋、内肋間筋、腹腔との境の横隔膜など。

5）腹の筋：腹壁に外腹斜筋、内腹斜筋、腹横筋、腹直筋など。外腹斜筋の腱膜の下縁は鼠径靭帯となる。この靭帯のすぐ上で鼠径管が腹壁の筋層を貫く。鼠径ヘルニアの起こる場所である。

6）上肢の筋：三角筋、大円筋、小円筋、上腕筋、上腕二頭筋、上腕三頭筋、円回内筋、回外筋、手の指の運動を行なう筋など。

7）下肢の筋：腸腰筋、大殿筋、大腿四頭筋、前脛骨筋、下腿三頭筋（腓腹筋とヒラメ筋）—アキレス腱、足の指（趾）の運動を行なう筋など。

4 筋運動の種類

＜運動の向きから（図３-２）＞

1）**外転**：体肢を身体の正中面から遠ざける（体幹から遠ざけるのではない。上肢ならば体幹からでもよいが、下肢では？）。手の指だったら手の軸（中指）から、足の指だったら足の軸（第二趾）から遠ざける。

2）**内転**：体肢を身体の正中面に近づける。

3）**回外**：上肢に用いる。手掌を後方から前方に、すなわち母指を内側から外側に回旋させる。橈骨が尺骨と交叉した状態から平行になった状態になる。

4）**回内**：上肢に用いる。手掌を前から身体のほうに、さらに後方に、すなわち母指を外側

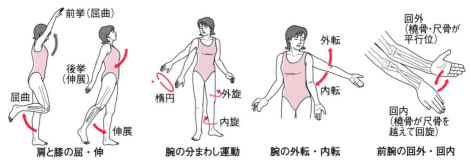

図３-２　筋運動の種類

から内側へ回旋させる。橈骨は尺骨と平行の状態から交差した状態になる。

5）**外旋**：体肢に用いる。体肢の前面を外側方にねじる。

6）**内旋**：体肢に用いる。体肢の前面を内側方にねじる。

7）**屈曲**：両骨間の角度を0°に近づけること。

8）**伸展**：両骨間の角度を180°に近づけること。

　　上記のうち、外転と内転、回外と回内、外旋と内旋、屈曲と伸展はそれぞれ対抗運動（拮抗運動）といい、これを起こす筋を互いに対抗筋（拮抗筋）という。

＜拮抗筋の例＞（〔　〕内はこれらの運動を起こす関節名）

　①大胸筋（上腕の内転）と三角筋（外転）〔肩関節〕

　②外肋間筋（肋骨を上げる）と内肋間筋（下げる）〔肋椎関節と胸肋関節〕

　③上腕二頭筋、上腕筋（前腕の屈曲）と上腕三頭筋（伸展）〔肘関節〕

　④回内筋（円回内筋、方形回内筋）（前腕・手の回内）と回外筋（回外）〔上橈尺関節と下橈尺関節〕

　⑤腸腰筋（大腿の屈曲）と大殿筋（伸展）〔股関節〕

　⑥大腿四頭筋（下腿の伸展）と大腿二頭筋（屈曲）〔膝関節〕

　⑦前脛骨筋（足を足背側に屈曲（背屈））と下腿三頭筋（腓腹筋とヒラメ筋）（足底側に屈曲（底屈））〔距腿関節〕

＜作用から＞

1）**表情運動**：顔面にある30あまりの小さな皮筋、すなわち表情筋によって行なわれる。顔面神経の支配によって起こる運動（ただし眼瞼を開くのは動眼神経支配）。

2）**咀嚼運動**：下顎骨を噛み上げ、前後左右に水平に運動させることと、下顎骨を引き下げる運動の2つが合わさったものをいう。前者は、咀嚼筋により、また後者は舌骨上筋群と舌骨下筋群とにより行なわれる（実際の咀嚼には、さらに口唇や頬や舌が一度咬まれたものを歯の上にのせる運動も加わっている。それで唇や頬や舌を噛んでしまうことが起こる）。

3）**呼吸運動**：吸息と呼息がある（p.62参照）。

　①**安静時の吸息**：外肋間筋と横隔膜の収縮による胸腔の拡大（呼吸中枢の働き）。この2つを主な呼吸筋という。

　②**安静時の呼息**：上の2つの弛緩により、胸腹壁の重み・弾力によって起こる。

　③**強い（あるいは大きい・速い）吸息**：上の2筋のほか、胸部前面の大胸筋、小胸筋、側面の前鋸筋、背面の広背筋、大円筋、僧帽筋、脊柱起立筋などが働く。

　④**強い呼息**：内肋間筋などの肋骨を引き下げ、胸郭を狭める筋および腹部の筋（腹圧を高めて横隔膜を押し上げる）などが働く（③と④の筋群を補助呼吸筋という）。

　　呼吸運動は、外（肺）呼吸に必要な外気（O_2）を肺胞内にとり入れ、（肺）呼吸の結果生じたCO_2を多く含む肺胞内の空気を体外に捨てるために行なわれる運動である。この運動によって、肺胞内の空気と毛細血管内の血液との間でガス交換が行なわれやすくなる。

4）**膝蓋腱反射**：大腿四頭筋の腱は、膝蓋骨に付着しその下では膝蓋靭帯となり脛骨前縁の上端に停止している。この靭帯を膝蓋骨の下でたたくと、反射的に大腿四頭筋が収縮し、急に下腿が伸展する。これを膝蓋腱反射という。脊髄を中枢とする反射弓により行なわ

れる（p.124参照）。

5 横隔膜

　胸腔と腹腔との境をなす横紋筋の膜。胸腔に向かい円屋根状に膨隆している。3つの孔（**大動脈裂孔、食道裂孔、大静脈孔**）が開いていて、それぞれを下行大動脈と胸管、食道と迷走神経、下大静脈が通っている。横隔神経の支配により収縮すると横隔膜の高さが下がり、胸腔が広がり、胸腔内圧が下がり、吸息が起こる。

6 筋の生理

1 閾値と「全か無の法則」

　興奮を起こさせる必要最小の刺激の強さを**閾値**といい、刺激をこれ以上に強くしても、興奮の大きさは変わらず、これ以下では興奮は起こらない。これを**全か無の法則**という。一般に1本の筋線維、1本の神経線維のような単一の細胞がこの法則に従う（心房の心筋層、心室の心筋層も1か所の興奮が全体に伝わって、全体の興奮（収縮）を引き起こすため、全か無の法則に従うといえる）。

2 興奮の加重と不応期

　筋に適当な間隔をおいて2つの刺激を与えると、ただ1つの刺激を与えたときよりも収縮は大きくなる。この現象を**興奮の加重**という。しかし、非常に短い間隔で第2の刺激を与えても第2の興奮は起きない。1つの刺激のあと、次の刺激に応じない時期を**不応期**という。

3 骨格筋の収縮

　骨格筋の80％は水、残りの20％の大部分はタンパク質（ミオシン、アクチン）である。ミオシンフィラメントと、アタチンフィラメントとの間の滑りが、筋の収縮となるといわれる（滑走説）。このためのエネルギー源は**アデノシン3リン酸（ATP）**である。収縮は、運動神経内を興奮（神経の活動電位）が伝導され筋内の神経終板に達し、ここからアセチルコリンが分泌され、筋線維に伝達されて起こる。

1）単収縮と強縮：1つの刺激により1回だけ収縮してもとに戻ることを**単収縮**といい、くり返し刺激を与えられると単収縮が加重されて持続的な収縮を起こす。これを**強縮**という。身体の運動はすべて強縮によって行なわれる。刺激を長く続けると筋は収縮不能となる。これを筋の**疲労**という。

2）筋電図：筋の活動電位を記録したものを、**筋電図（E.M.G.）**という。

3）筋の緊張：骨格筋はつねに一定度に収縮した状態にある。筋をつくる個々の筋線維が別々に収縮して、全体として弱い収縮状態を保っている点で強縮とは異なる。

4）硬直：筋が固くなってもとに戻らなくなった状態を**硬直**という。死後に起こる硬直を**死後硬直**という。死後2時間ぐらいで硬化し始め、24～48時間後から軟化し始める。

第3章　筋　系

練習問題

1 ▶▶ 次のうち、誤っているものはどれか1つ選びなさい。

1．興奮は細胞膜に活動電位が発生することにより認められる。

2．興奮を起こしうる最大の刺激の強さを閾値という。

3．細胞は一定以下の刺激には全く反応せず、また、いくら大きい刺激でもその反応の大きさは変わらない。これを全か無の法則という。

4．ある細胞に興奮が起こると、その直後しばらくは刺激を強くしても絶対に興奮が起こらない。この時期を不応期という。

CHECK

2 ▶▶ 筋細胞について、誤っている記述はどれか1つ選びなさい。

1．平滑筋細胞は紡錘形で枝分かれせず、中心に細長い核をもち、不随意に働く。

2．骨格筋細胞は太く長い円柱状で枝分かれせず、細胞膜の直下に多数の核をもっている。

3．心筋細胞は中心に核をもつ短い枝分かれした円柱状で、隣の細胞と先端で結合しあい、網状の心筋組織をなす。

4．骨格筋細胞の細胞形質にははっきりした横紋があるが、平滑筋と心筋との細胞形質には横紋はない。

CHECK

3 ▶▶ 次のうち、正しいものの組み合わせはどれか1つ選びなさい。

a．筋の収縮の直接のエネルギー源はATPである。

b．筋に対する非常に短い間隔の第2の刺激は、興奮の加重を起こす。

c．筋への興奮の伝達には、原則的に化学物質が必要である。

d．筋は酸素の供給が増えすぎると、かえって疲労が早まる。

1.(a、b)　2.(b、c)　3.(c、d)　4.(a、c)

CHECK

4 ▶▶ 次のうち、誤っているものはどれか1つ選びなさい。

1．運動で大きなエネルギーを必要とするときは、有酸素的運動が行なわれる。

2．骨格筋は運動神経の興奮により、つねに軽い持続的収縮状態(筋の緊張)にある。

3．骨格筋は、通常、赤筋と白筋、両者の筋線維の混合である。

4．収縮には等尺性運動、等張性運動の2つがあり、運動療法に応用される。

CHECK

5 ▶▶ 次のうち、正しいものはどれか1つ選びなさい。

1．筋肉の収縮のエネルギーは、アデノシン三リン酸（ATP）の分解で産生される。
2．筋電図は、心臓の筋肉の働きを測定するために、筋肉の一部を体外に取り出して行なう。
3．運動単位とは、筋に分布する神経の支配下にある筋線維群の集まりのことをいい、神経とは無関係である。
4．筋肉の収縮時には、アクチンまたはミオシンのいずれか一方のみが働く。

6 ▶▶ 筋の収縮について、正しいものの組み合わせはどれか1つ選びなさい。

a．筋の収縮は、長時間の刺激によって何回でも同じように収縮する。
b．睡眠時も筋肉は絶えず緊張しているので、抱き上げたときは重い。
c．筋は刺激に対して収縮し、熱を発生する。
d．死後の筋肉は2〜3時間ごろから硬くなり、1〜2日後から軟らかくなる。

1.(a、b)　2.(b、c)　3.(c、d)　4.(a、d)

7 ▶▶ 次のうち、正しいものはどれか1つ選びなさい。

1．筋組織は平滑筋、骨格筋、心筋に分けられ、平滑筋と心筋は横紋筋ともよばれる。
2．平滑筋は心臓以外の内蔵や血管に分布し、随意的に収縮させることができる。
3．心筋は心臓の壁だけにあって、不随意に働く平滑筋線維からできている。
4．骨格筋は多核の筋細胞からなり、意志にしたがって収縮させることができる。

8 ▶▶ 次のうち、正しいものはどれか1つ選びなさい。

1．1つの筋細胞を収縮させるには、一定以上の強さの刺激を必要とするが、それ以上は加えた刺激の大きさに比例して収縮の強さが変化する。
2．筋に対して刺激を何回もくり返すと収縮状態を続けるようになる。これを筋の緊張という。
3．筋の内容物が壊れ、硬くなって死滅する現象を硬直という。
4．マラソン選手が足にけいれんを起こすのは、筋肉中に過度の乳酸がたまるからである。

第3章　筋　系

9 ▶▶ 筋とその支配神経との組み合わせで、誤っているものはどれか1つ選びなさい。

1．表情筋 ——————— 顔面神経
2．胸鎖乳突筋 —— 副神経
3．咀嚼筋 ——————— 下顎神経
4．浅胸筋 ——————— 胸神経

✅CHECK ☐☐☐

10 ▶▶ 次の組み合わせのうち、正しいものはどれか1つ選びなさい。

1．三角筋 ——————— 腋窩神経
2．上腕三頭筋 ——— 筋皮神経
3．橈側手根屈筋 —— 橈骨神経
4．尺側手根伸筋 —— 尺骨神経

✅CHECK ☐☐☐

11 ▶▶ 筋群とそれに属する筋との組み合わせで、誤っているものはどれか1つ選びなさい。

1．頭部の筋 ——— 咬筋
2．背部の筋 ——— 僧帽筋
3．胸部の筋 ——— 胸鎖乳突筋
4．大腿部の筋 —— 縫工筋

✅CHECK ☐☐☐

12 ▶▶ 筋と部位との組み合わせのうち、誤っているものはどれか1つ選びなさい。

1．僧帽筋 ——————— 頭部
2．胸鎖乳突筋 —— 頸部
3．円回内筋 ——————— 上肢
4．薄筋 ————————— 下肢

✅CHECK ☐☐☐

13 ▶▶ 次の組み合わせのうち、正しいものはどれか1つ選びなさい。

1．大腿四頭筋 —— 大腿の屈曲
2．上腕二頭筋 —— 前腕の伸展
3．外肋間筋 ——————— 肋骨を引き下げる、呼気筋
4．広背筋 ——————— 上腕を後内方に引く

✅CHECK ☐☐☐

14▶▶ 筋とその働きとの組み合わせで、誤っているものはどれか１つ選びなさい。

1. 大腿四頭筋 ── 膝関節で下腿を伸展させる。
2. 三角筋 ──── 肩関節で上腕を内転させる。
3. 上腕二頭筋 ── 肘関節で前腕を屈曲させる。
4. 下腿三頭筋 ── 距腿関節で足を底屈させる。

✓CHECK ☐☐☐

15▶▶ 次のうち、誤っているものはどれか１つ選びなさい。

1. 下腿三頭筋は腓腹筋とヒラメ筋からなり、両筋の下部は合して強い踵骨腱(アキレス腱)となって踵骨に付く。
2. 頭部の筋で、顔面の皮膚を動かして表情運動をつかさどる筋を表情筋といい、三叉神経の支配を受ける。
3. 鼠径靭帯のやや上方で、下腹部を貫いて腹腔内外を交通する管を鼠径管といい、この中を男性では精索、女性では子宮円索が通る。
4. 横隔膜が収縮すると胸腔が拡大して肺に空気が吸い込まれ、弛緩すると胸腔は狭くなる。

✓CHECK ☐☐☐

16▶▶ 次のうち、正しいものはどれか１つ選びなさい。

1. 口輪筋は咀嚼筋である。
2. 上腕三頭筋は前腕の屈曲運動を行なう。
3. 懸垂運動をするとき、力こぶをつくるのは上腕二頭筋である。
4. 横隔膜は平滑筋からなっている。

✓CHECK ☐☐☐

17▶▶ 次のうち、正しいものはどれか１つ選びなさい。

1. 前腹壁の正中線の両側を縦走する幅の狭い筋を腹横筋という。
2. 膝蓋腱反射で下腿を伸展させる筋は、腓腹筋である。
3. 筋肉内注射は、上肢では上腕三頭筋に、下肢では大殿筋にするのがふつうである。
4. 大腿四頭筋は、大腿の前面と側面をおおう大きい筋で、下腿を伸展させる。

✓CHECK ☐☐☐

18▶▶ 次のうち、起始が身体の正中にない筋はどれか１つ選びなさい。

1. 僧帽筋
2. 広背筋
3. 三角筋
4. 大胸筋

✓CHECK ☐☐☐

第3章 筋 系

19▶▶ 次のうち、正しいものはどれか１つ選びなさい。

1. 咬筋は、口唇を取り巻く顔面筋で、歯の咬合運動に関与する。
2. 胸鎖乳突筋は、頸部の筋で、頸の回旋などの運動に関与する。
3. 僧帽筋は、頭頂部から後頭部をおおう頭部の筋である。
4. 腓腹筋は、頭部筋の１つで、腹部の回転や「りきむ」ことをつかさどっている。

CHECK ☐☐☐

20▶▶ 次のうち、膝蓋腱反射に関係する筋はどれか１つ選びなさい。

1. 大腿二頭筋
2. 大腿四頭筋
3. 大殿筋
4. 腓腹筋

CHECK ☐☐☐

21▶▶ 次のうち、正しいものはどれか１つ選びなさい。

1. 横隔膜が収縮すると、胸腔の容積が減少して肺の空気が吐き出される。
2. 大腿二頭筋と下腿三頭筋とは、たがいに拮抗筋である。
3. 上肢を体幹に近づける運動を内転、上肢を体幹から遠ざける運動を外転という。
4. ふつう、呼吸筋とよばれるのは大胸筋である。

CHECK ☐☐☐

22▶▶ 次のうち、誤っているものはどれか１つ選びなさい。

1. 三角筋は中殿筋とともに、治療上しばしば筋肉内注射に使用される。
2. 腹部の側壁をつくる筋は表層から深部に向かい、腹直筋、外腹斜筋、内腹斜筋、腹横筋からなる。
3. 膝を曲げたとき、大腿四頭筋は弛緩する。
4. 足底の外側の皮膚をこすると、足指が足底側に曲がる。これを足底反射という。

CHECK ☐☐☐

23▶▶ 次のうち、誤っているものはどれか１つ選びなさい。

1. 肩凝りのとき、もみほぐしてもらう主な筋は三角筋である。
2. フクラハギにあってコムラガエリを起こす筋は腓腹筋である。
3. ウインクをするときに働いている主な筋は眼輪筋である。
4. 口笛を吹くときに働いている主な筋は口輪筋である。

CHECK ☐☐☐

第4章 循環器系

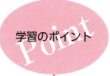

学習のポイント

1．どんな器官からなるか？
2．心臓の位置、構造、働きは？
3．循環にはどんな種類があるか？
4．主な血管系は？
5．リンパ系とは？

1 循環器系とは

　血液を循環させ、リンパ(液)を導く血液・組織液およびリンパ器官系のことで、脈管系ともいい、次の2つの系からなっている。
1) **血管系**：心臓、血管(動脈、毛細血管、静脈)
2) **リンパ系**：リンパ管、リンパ節
　ただし、心臓が血圧の原動力となり、血圧が血管を弱まりながら伝わることと、毛細血管の壁を血液の液状成分が通れるようになっていることのため、循環器系は、血液の成分が組織液に移行して組織間を流れ、大部分が血液中に戻るという組織液を含めた体液の循環に関与している。

2 心臓

1 位置

　胸腔内で左右の肺に挟まれた縦隔内にあり、正中位からやや左に片寄った位置にある。ほぼその個体の握りこぶし大で、心尖拍動は左の乳頭のやや下内側方の第5肋間で触れる(図4-1)。

2 構造

　心臓壁は3層からなり、内腔に面した内層は**心内膜**という(図4-2)。中層は壁の厚さの大部分を占める**心筋層**で、この中に刺激伝導系がある(5 心臓の生理参照)。外層は漿膜の**心外膜**である。心外膜は臓側心膜であって、心臓に出入りする大きな血管(大血管)の始まりまでおおって折れ返り、壁側心膜(**心嚢**ともいう)となって心臓のまわりをもう1度囲む。臓側心膜と壁側心膜との間には心膜腔があり、漿液を入れている。

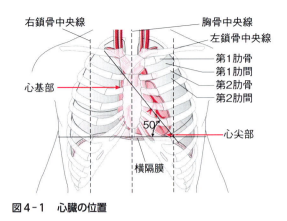
図4-1 心臓の位置

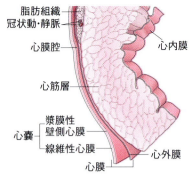
図4-2 心臓の壁

＜心臓の内腔と弁と血管（図4-3）＞

上大静脈と下大静脈が右心房に注ぎ、右心室から肺動脈が出て肺にいく（ここまで静脈血）。左心房に肺静脈（ここから動脈血）が注ぎ、左心室から上行大動脈が出て全身に動脈血を送る。左右の心房の間には心房中隔（胎児期には卵円孔が開く）、左右の心室の間には心室中隔があり、心房と心室との間には房室弁（左は二尖弁で、僧帽弁という。右は三尖弁で、ともに尖弁）、心室と動脈との間には肺動脈弁、大動脈弁（ともにポケット状の半月弁）がある。

3 心臓壁の血管

心臓壁の心筋層に栄養を与えるのは、上行大動脈の、大動脈弁のすぐ上から出る左右の冠状動脈で、静脈は冠状静脈洞となって、上大静脈、下大静脈とは別に直接右心房に注ぐ。これらの血管は心筋層と心外膜との間を走り、枝が筋層に進入している。

4 心臓に分布する神経

心筋の自動能を調節する交感神経（促進的）と副交感神経（迷走神経）（抑制的）が分布する。

3 血管

動脈（心臓から血液を送り出す血管のことで脈動を示し、中を流れる血液の種類はところによって異なる。肺動脈、臍動脈の中を流れる血液は静脈血である）、静脈（心臓に血液を導く血管のこと（図4-4）。肺静脈、臍静脈の中を流れる血液は動脈血である）および両者をつなぐ毛細血管を区別する。

1）**動脈**：血管壁は内膜、中膜、外膜の3層からなり、内膜は一層の内皮細胞と少量の結合組織、中膜は輪走する平滑筋組織と弾性結合組織、外膜は結合組織からなる。弾力性は弾性結合組織により、収縮性は平滑筋組織による。
2）**毛細血管**：一層の内皮細胞からできていて、平滑筋も弾性結合組織もない。
3）**静脈**：一般に管径に比べて壁が薄く、中膜の平滑筋が少なく、弾性に乏しい。末梢の静脈（とくに四肢）には内面に静脈弁がある。

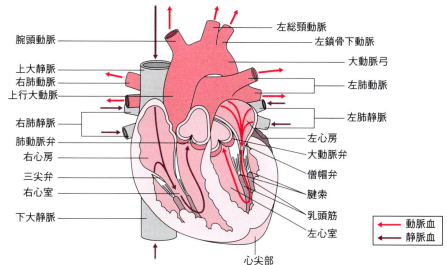

図4-3 心臓の内部構造

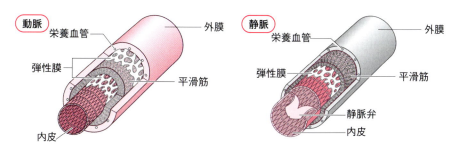

図4-4 血管の構造

4 血管系(付リンパ系)

1 肺循環(小循環)

右心室から肺動脈(1本、肺動脈幹ともいう)が出て、左右に分岐してそれぞれの側の肺にいき、肺静脈(各側2本、計4本)により左心房に帰るまで(図4-5)。

2 体循環(大循環)

左心室から上行大動脈→大動脈弓→下行大動脈(胸大動脈＋腹大動脈)を経て、しだいに細い動脈となり、毛細血管を経て細い静脈となり、しだいに集まって、上大静脈、下大静脈、冠状静脈洞となって右心房に帰るまで(→のあとは、そのすぐ前の動脈から出る枝または続く本幹)(図4-5)。

全身の主な血管を図4-6に示した。

1)上行大動脈の枝：左右の冠状動脈
2)大動脈弓の枝：腕頭動脈(→右総頸動脈・右鎖骨下動脈)・左総頸動脈(→内頸動脈・外

第4章 循環器系

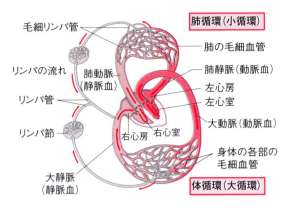

図4-5 肺循環と体循環

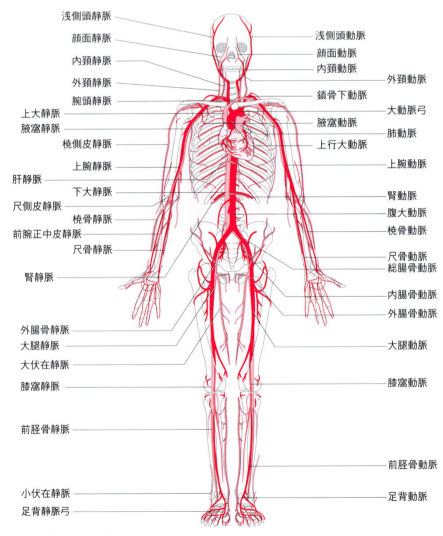

図4-6 全身の主な血管

頸動脈）・左鎖骨下動脈〔（→内胸動脈・椎骨動脈など）→腋窩動脈→上腕動脈（→橈骨動脈と尺骨動脈）〕

3）**胸大動脈の枝**：肋間動脈・気管支動脈・食道動脈・上横隔動脈

4）**腹大動脈の枝**：下横隔動脈・腹腔動脈・腎動脈・上腸間膜動脈・精巣（卵巣）動脈・腰動脈・下腸間膜動脈・総腸骨動脈〔→内腸骨動脈と外腸骨動脈（→大腿動脈→膝窩動脈→前脛骨動脈と後脛骨動脈）〕

5）**右心房に注ぐ血管**：冠状静脈洞・上大静脈・下大静脈

6）**上大静脈に注ぐ血管**：左右の腕頭静脈（頭および上肢から）と奇静脈（半奇静脈を受け容れる）（胸腹壁および食道・気管支から）

7）**腕頭静脈に注ぐ血管**（内頸静脈と鎖骨下静脈、合流点を静脈角という）

　頭から：内頸静脈

　上肢から：鎖骨下静脈（橈骨静脈と尺骨静脈→上腕静脈→腋窩静脈→鎖骨下静脈）

　内頸静脈は総頸動脈と、上肢の静脈は同名動脈と並んで走り、このほかに皮下の橈側皮静脈・尺側皮静脈・前腕正中皮静脈が腋窩静脈および上腕静脈に注ぐ。右上半身からのリンパを右リンパ本幹が右静脈角に、左上半身・左右下半身からのリンパを胸管が左静脈角に注ぐ。

8）**下大静脈に注ぐ血管**：肝静脈〔門脈（胃・腸・膵臓・脾臓から）と固有肝動脈からの血液が肝小葉を通ったものを集める〕・腎静脈・右精巣静脈（女性では右卵巣静脈）・腰静脈・総腸骨静脈

9）**総腸骨静脈に注ぐ血管**

　骨盤壁および骨盤内臓から：内腸骨静脈

　下肢および腹壁下部から：外腸骨静脈（前脛骨静脈と後脛骨静脈→膝窩静脈→大腿静脈→外腸骨静脈）

　上肢と同じく、下肢のこれらの深い静脈は同名の動脈と並んで走るが、このほかに皮下の大伏在静脈・小伏在静脈があり、それぞれ大腿静脈および膝窩静脈に注ぐ。

　胸・腹壁の皮下にも皮静脈が走り、上方で腋窩静脈に、下方で大腿静脈に注いで、上大静脈と下大静脈との間の側副血行路ともなっている。

3 門脈循環

　全身循環のうち、腹部内臓（胃、腸、膵臓、脾臓）からの静脈（脾静脈、上腸間膜静脈、下腸間膜静脈）は合流して1本の門脈となり、肝門から肝臓に入った後、再び毛細血管となり、肝小葉で類洞を通って中心静脈に注ぎ、集まって肝静脈となり、下大静脈に注ぐ。毛細血管→静脈→2回目の毛細血管→静脈の循環をとくに門脈循環という。

　門脈は末梢部で、食道静脈、臍傍静脈、中・下直腸静脈によって体循環系の静脈と吻合している。肝硬変などによって肝臓を通る血行に障害が起こると、食道静脈瘤、腹壁の皮静脈の怒張（メドゥーサの頭）、直腸下部の静脈の怒張（痔核）をまねくことがある。

4 脳の血液循環

　脳へ血液を送る動脈は内頸動脈と椎骨動脈である。脳から出る静脈の血液は硬膜静脈洞を経て頸静脈孔に集まり、頭蓋腔を出て内頸静脈に流れる。

第4章　循環器系

5 胎児の血液循環

　　1本の臍静脈で胎盤から胎児に戻ってきた動脈血は、一部が肝臓を通り、一部が静脈管（アランチウス管）を通って下大静脈（混合血）から心臓の右心房に入る（心臓に入る血液の中でO_2も栄養分も最も多く、老廃物が最も少ない）。この血液の一部は、上大静脈から来る静脈血と一緒に右心室に入るが、大部分はそのまま卵円孔を通って、左心房に入る。肺循環を流れる血液はきわめて少なく、卵円孔から左心房に来る血液に、肺静脈からわずかな血液が合して左心室にいき、上行大動脈に押し出される。この血液は大動脈弓から出る動脈を通って頭・上肢にいき、静脈血となって上大静脈から右心房に帰る。右心室に入った血液は、肺動脈から動脈管（ボタロー管）を通り、大動脈弓の終りの部分に直接注ぐ。上行大動脈からの血液の一部と合して、胸大動脈・腹大動脈を経て、その一部は腹部内臓や骨盤下肢に分布する。残りの多量の血液は、2本の臍動脈（静脈血）によって胎盤に運ばれ、母体の血液との間でガス交換を行ない、老廃物を渡たし栄養物質を受けとった後、動脈血となり、再び臍静脈によって胎児に戻ってくる。胎児期にあった卵円孔は生後に閉じ、また動脈管、静脈管、臍動脈の大部分、および臍静脈は、索状（内腔が閉じたヒモ状の構造）の痕跡となる。

5　心臓の生理

　　心臓の機能は、心筋の収縮による、全身への血液供給のためのポンプ作用である。

1）心筋収縮：心筋は横紋筋であるが、不随意筋であり、自動能を持つ。自動性の興奮の間隔が洞結節（洞房結節ともいう）で最も短いため、心臓はここの興奮にしたがって収縮する。そのため、ここを歩調とり（ペースメーカー）という。洞結節（洞房結節）に起こった興奮は心房の筋層に広がって心房の収縮を起こし、房室結節（田原の結節）からヒス束（房室束）へ伝わり、右脚・左脚を経てプルキンエ線維を介して心室の筋層に伝わり心室の収縮を起こす。この特殊な心筋組織を刺激伝導系という（神経組織ではないことに注意すること）。

2）心音と心拍数：心音の第1音は心室の収縮期に、第2音は拡張期の初めに生ずる。心拍数は成人で安静時に約70〜80回／分、幼児は成人に比べ、また女性は男性に比べて心拍数が多い。

3）分時拍出量：1分間に心臓から送り出される血液の量。1回拍出量（60〜70mL）×心拍数（70〜80回／分）＝4〜6L／分。

4）心電図：ECG（イーシージー）と略す。心筋の活動電位を記録したものをいう。PQRSTと名づけられた波が見られる。Pは心房の収縮に、QRSTは心室の収縮とその終了に対応している。

1 血圧

　　血管内の血液の圧をいう。大動脈内→末梢動脈内→毛細血管内→静脈内の順に下がる。

1）脈圧：心臓の収縮期の血圧と拡張期の血圧の差で、動脈では40〜50mmHg（ミリメートル・エイチジーと読む。血圧計の水銀柱の高さ）。

2）収縮期血圧〔または最大(最高)血圧〕：上腕動脈で、成人110〜130mmHg。

38

3）**拡張期血圧〔または最小（最低）血圧〕**：同じく60〜85mmHg。

4）**高血圧症**：年齢に関係なく最大血圧が140mmHg以上、あるいは最小血圧が90mmHg以上。

5）**低血圧症**：最大血圧が100mmHg以下。

2 脈拍

心臓内の血液が大動脈中に押し出されると動脈壁が膨らみ、またもとに戻る。この血管壁の運動が末梢の動脈に伝わる。これを脈波という。これが体表から手で触れられる時、脈拍という。

不整脈：脈拍の間隔が不規則なもの。

結代（結滞）：脈拍が抜けるもの。左心室に十分に血液が満たないうちに心臓が収縮すると拍出される血液の量が少なく、大動脈の脈拍が弱く、末梢まで伝わらない。これを結代という（もともとは欠滞と書いた）。

頻脈：間隔が短く、回数の多い脈拍。

徐脈：間隔が長く、回数の少ない脈拍。

硬脈：硬く触れる脈拍。

軟脈：軟らかく触れる脈拍。

6 血管の生理

1）**弾性血管**：大動脈や太い血管の壁の中膜には弾性結合組織が多く、弾力性に富むのでこの名がある。大動脈内の血流速度は安静時毎秒20〜50cm。

2）**抵抗血管**：細い動脈の中膜には平滑筋が発達し、その支配神経（自律神経）も豊富で、血管の内径は容易に変化し、血管の抵抗を変え、血圧や血流量の調節を行なうのでこの名がある。

3）**交換血管**：毛細血管内の血流速度は毎秒0.5〜1.0mmと遅く、また管壁も薄いため、組織液との間でガスその他の物質の交換が行なわれやすいのでこの名がある。

4）**容量血管**：静脈のことをいう。管の中に血液を蓄えるのに適している。血流速度は遅く、大静脈で毎秒7〜8cm。

5）**冠状循環**：心臓の栄養動脈である冠状動脈の安静時の血流量は、毎分心拍出量の約5％であるが、激しい運動をすれば心筋の酸素消費量は増大し、血流量は4〜5倍に増加する。

6）**脳循環**：脳全体の血流量は、睡眠時でも精神作業時でもほぼ一定。モンロー・ケリーの原理という。成人の脳血流量は約750mL/分、毎分心拍出量の約15％。全身の酸素消費量の約20％を脳で消費する。エネルギー源はブドウ糖（血糖）だけである。成人のブドウ糖消費量は約5mg/分である。脳内の毛細血管の内皮細胞は、神経膠細胞と重なって非常に密に配列しているため、物質の分子量が大きい時は、脳内に入れない。血液脳関門といい、薬物や外因性物質は脳組織に入ることができない。血液と脳脊髄液との間にもこれに似た関門があり、血漿成分に変化が起こっても、脳脊髄液に直接影響が及ばないようになっている。これを血液脳脊髄液関門という。

7 リンパ系

リンパ管とリンパ節とからなる。

1）**リンパ管**：静脈と似た構造で、静脈弁より多数の弁がいたるところにある。ところどころでリンパ節を経由し、しだいに太くなって2本の太いリンパ本幹（**胸管**と**右リンパ本幹**）となり左・右の**静脈角**に入る（p.37参照）。

2）**リンパ節**：粟粒大（あわつぶ程の小ささ）から大豆大で、単独または群をなして存在する。リンパには以下の働きがある。

　①リンパ球をつくる。

　②組織に感染があると、リンパ節内を流れるリンパ液中の病原体をとらえて殺す。がん（癌）病巣から流れて来るがん細胞をも処分しようとする。

　③免疫体をつくり、血液中に送る。

8 脾臓

腹腔内左上部、胃の左後ろにある。形は卵円扁平状、重さ100～200g。内部に赤血球に満ちた赤脾髄と、リンパ球の集団のある部分の白脾髄とがある。脾臓には以下の働きがある。

　①リンパ球をつくり、内部に蓄える。

　②血液に感染が起こると、脾臓を流れる血液中の病原体をとらえて殺す。

　③古い赤血球、白血球および血小板を破壊する。

　④血液を貯蔵し、大出血があると収縮して、循環血液として送り出す。

9 体表から脈拍の触れやすい動脈名

1）**総頸動脈**：頸の中ごろより上で、胸鎖乳突筋の前縁に沿ったところで最も強く触れる。下方だと、胸鎖乳突筋の奥に隠れて、よく触れられない。

2）**顔面動脈**：下顎骨下縁の後端近く、下顎角の少し前、咬筋の前縁付近で触れる。

3）**浅側頭動脈**：外耳孔のすぐ前で頬骨弓と交差して上行するところで触れられる。

4）**腋窩動脈・上腕動脈**：いずれも鎖骨下動脈の続き。鎖骨下動脈は深いところを走っているのでほとんど触れられない。腋窩動脈は腋窩で、上腕動脈は上腕の内側、上腕二頭筋と上腕三頭筋との間でそれぞれ触れられる。この先が肘窩で橈骨動脈と尺骨動脈とに分かれる。

5）**橈骨動脈**：これは書くまでのことはないでしょう。

6）**大腿動脈**：大腿前面で、鼠径靭帯と長内転筋、縫工筋のつくる三角形の部（大腿三角といい、大腿骨頭がここの深部に触れるので、股関節脱臼の診断の一助になる場所）で、鼠径靭帯のほぼ中央部から2～3cm下のところで触れる。

7）**後脛骨動脈**：膝窩動脈は、触れやすそうで、案外触れない。後脛骨動脈は、脛骨の下端、すなわち「うちくるぶし＝内果」の後ろ下方およそ1～2cmのところで触れる。

8）**足背動脈**：前脛骨動脈の続きで、足背（足の甲）の中央の少し内側で触れる。

練習問題

1 ▶▶ 次のうち、正しいものはどれか１つ選びなさい。

1．心臓の形は丸味を帯びた円錐形で、大きさは握りこぶし大、重量は500～600gである。

2．心臓は、左右の心房、左右の心室の４つに分けられ、心房中隔に胎生期には卵円窩がある。

3．心臓から出る血液を導く血管を動脈といい、心臓に戻って来る血液を導く血管を静脈といって、肺動脈には動脈血が流れている。

4．心臓の弁のうち、大動脈弁と肺動脈弁は半月弁であり、房室弁は尖弁であって、左房室弁は二尖弁で僧帽弁ともいわれる。

✔CHECK ☐☐☐

2 ▶▶ 次のうち、正しいものはどれか１つ選びなさい。

1．心筋は、不随意に働く平滑筋線維からなっている。

2．心臓には、２つの心房と３つの心室がある。

3．肺動脈弁は、右心室の肺動脈口にあり、３枚の半月形の弁膜からなっている。

4．右房室弁は２枚、左房室弁は３枚の弁膜からなっている。

✔CHECK ☐☐☐

3 ▶▶ 心臓について、正しいものはどれか１つ選びなさい。

1．心房と心室の拡張・収縮を調整しているのは、心臓内の特殊な筋線維群であって刺激伝導系とよばれる。

2．心臓壁を栄養する血液は、心臓の内腔を流れる血液であり、静脈血は心臓の表面に出て、ここに分布する静脈に入る。

3．心臓に入った血液が逆流しないように、大静脈および肺静脈が心臓に入ってくるところに弁膜がついている。

4．心拍動の周期を単位時間の頻度で示したものを心拍数といい、成人の安静時においては、１分間におおよそ30回である。

✔CHECK ☐☐☐

4 ▶▶ 心臓について、誤っているものはどれか１つ選びなさい。

1．刺激伝導系は、洞結節、房室結節、ヒス束、右脚、左脚、プルキンエ線維からなっている。

2．心臓には自動性があるが、房室結節が歩調とり（ペースメーカー）になっている。

3．第１心音は、主として三尖弁、僧帽弁の閉鎖音、第２心音は肺動脈弁、大動脈弁の閉鎖音である。

4．心電図のP波は心房の、QRSTは心室の収縮による活動電位の波である。

✔CHECK ☐☐☐

5 ▶▶　次のうち、正しいものはどれか1つ選びなさい。

1．心臓壁は、心内膜、心筋層、心外膜の3層からなる。

2．左房室弁は、三尖弁ともいい、左房室口にある。

3．大動脈弁は4つの半月弁からなり、左心室の大動脈口にある。

4．座位の収縮期血圧と臥位の収縮期血圧の差を脈圧という。

CHECK ☐☐☐

6 ▶▶　次のうち、誤っているものはどれか1つ選びなさい。

1．心音は心臓の弁が閉じるときに発生する。第1心音は心室の収縮時に聴取される。

2．脈拍数が正常より多いのは頻脈、正常より少ないのを徐脈、脈拍の抜けるのを不整脈という。

3．心臓が1回収縮して送り出す血液量を1回拍出量（または拍動量）といい、安静時、健康な成人で60〜70mLである。

4．毎分拍出量は、1回拍出量と毎分心拍数の積として表され、安静時、成人で4〜6Lである。

CHECK ☐☐☐

7 ▶▶　次のうち、誤っているものはどれか1つ選びなさい。

1．心臓には、血液の逆流を防ぐ左房室弁、右房室弁、大動脈弁、肺動脈弁がある。

2．洞結節の興奮が、房室結節、ヒスの筋束（ヒス束）、プルキンエ線維を経て心臓（心筋）全体に伝えられる仕組みを刺激伝導系（興奮伝導系）という。

3．血圧は、心臓の収縮と拡張によって生じるが、収縮期血圧は高く、拡張期血圧は低くなる。

4．下大静脈は、下半身からの静脈血を集めるほかに、心臓壁からの静脈血をも受ける。

CHECK ☐☐☐

8 ▶▶　心臓の弁膜に関する記述のうち、正しいものはどれか1つ選びなさい。

1．左房室弁は僧帽弁ともいい、左房室口にある。

2．右房室弁は2枚の弁膜からなり、右房室口にある。

3．大動脈弁は、2枚の半月状の弁膜からなり、左心室の大動脈口にある。

4．肺動脈弁は三尖弁ともいう。

CHECK ☐☐☐

9 ▶▶ 循環器系について、正しい記述はどれか１つ選びなさい。

1. 刺激伝導系は、右心房と右心室との間に存在する房室結節から始まる。
2. 心電図のQRS波は、心室の興奮期（収縮期）に反応する。
3. 門脈は、腎臓など下半身の静脈血を心臓に運んでいる。
4. 心臓の半月弁（ポケット弁）は、房室間（房室弁）に存在する。

CHECK ☑

10 ▶▶ 次の記述のうち、誤っているものはどれか１つ選びなさい。

1. 心臓は１分間に約70回の拍動をするが、これは主としてペースメーカーである洞結節のリズムによるものである。
2. 心拍出量は心臓に戻ってきた血液量に比例する。これをスターリングの心臓の法則といい、肺循環と体循環のバランスをとるのに重要な性質である。
3. 僧帽弁は左心室と右心室との間の血液の逆流を防止している。
4. 静脈には弁があり、血液の逆流を防止している。

CHECK ☑

11 ▶▶ 心臓の興奮伝導系で、ペースメーカーはどれか１つ選びなさい。

1. 洞結節
2. 房室結節
3. ヒス束
4. プルキンエ線維

CHECK ☑

12 ▶▶ 次のうち、誤っているものはどれか１つ選びなさい。

1. 血液が血管内で示す圧力を血圧という。
2. 心臓が収縮したときの血圧を最高血圧または最大血圧という。
3. 最高血圧と最低血圧との差を平均血圧という。
4. 男女ともに最高血圧が100mmHg以下の場合を低血圧という。

CHECK ☑

13 ▶▶ 次のうち、正しいものはどれか１つ選びなさい。

1. 正常な成人の心房内の血液は静脈血で、心室内の血液は動脈血である。
2. 心臓が収縮したときの血圧を最小血圧、弛緩したときのものを最大血圧という。
3. 心室が収縮するときに房室弁が閉じ、血液は肺動脈および大動脈に送り出される。
4. 心臓を支配する神経は交感神経と副交感神経で、前者は抑制的に、後者は促進的に働く。

CHECK ☑

第4章　循環器系

14▶▶ 次のうち、誤っているものはどれか１つ選びなさい。

1．左右の冠状動脈は、大動脈の基部で分枝し、心筋に栄養素や酸素を供給する。

2．安静時の冠血流量は、心拍出量の約５％であるが、激しい運動によって心筋の酸素消費量が増加すると、冠血流量は４～５倍にも増加する。

3．冠状動脈のアテローム硬化によって血管が狭まり、閉塞されて血液の供給が悪くなると、心筋梗塞が起こる。

4．冠状動脈から毛細血管に送られた血液は、冠状静脈洞に集まって下大静脈に注ぐ。

CHECK

15▶▶ 血管について、誤っているものはどれか１つ選びなさい。

1．動脈、静脈はともに内膜、中膜、外膜の３層からなるが、動脈では静脈に比べて、その中膜は平滑筋と弾性線維に富み、伸縮性、弾性に富んでいる。

2．肺静脈の内膜には半月弁があり、血液の逆流を防いでいる。

3．小（細）動脈には交感神経が豊富に分布し、この活動により血管の平滑筋が収縮して、血液量や血圧が調節される。

4．毛細血管は１層の内皮細胞からなり、血流は遅く、血液と組織液との物質の交換に適している。

CHECK

16▶▶ 脈管系について、誤っているものはどれか１つ選びなさい。

1．大動脈は、心臓から出る上行大動脈、これから順に続く大動脈弓・胸大動脈・腹大動脈の４部に分けられる。

2．大動脈弓からは、腕頭動脈、左総頸動脈、左鎖骨下動脈がこの順に枝分かれする。

3．胸大動脈からは、肋間動脈、気管支動脈、食道動脈、肺動脈が枝分かれする。

4．総腸骨動脈から分岐する外腸骨動脈は、主として下肢に血液を供給する。

CHECK

17▶▶ 次のうち、誤っているものはどれか１つ選びなさい。

1．脳や心臓の血管のように、吻合のない動脈を終動脈という。

2．動脈の内面には、血液の逆流を防ぐために半月状の弁がある。

3．脾臓は古くなった赤血球や血小板をとらえて破壊する役目をもっているが、生命維持に必要不可欠の器官ではない。

4．腹部の多くの内蔵からの静脈血は、合流して門脈を通り、肝臓内で処理を受けたのち、肝静脈を経て下大静脈に注ぐ。

CHECK

18 ▶▶ 次のうち、腹大動脈から直接には出ていない動脈はどれか 1 つ選びなさい。

1．腎動脈

2．精巣動脈

3．脾動脈

4．腰動脈

CHECK ☐☐☐

19 ▶▶ 前腕で脈をはかるとき、触れる場所にある上肢骨はどれか 1 つ選びなさい。

1．上腕骨

2．橈骨

3．尺骨

4．手根骨

CHECK ☐☐☐

20 ▶▶ 動脈血圧の測定について、誤っているものはどれか 1 つ選びなさい。

1．マンシェットの位置は心臓と同じ高さにする。

2．最大血圧または最高血圧とは、収縮期血圧のことである。

3．マンシェットの圧を下げ、血管音が聞こえなくなったときの圧が、最大血圧または最高血圧である。

4．血圧は水銀柱の高さ(mmHg)を単位として測る。

CHECK ☐☐☐

21 ▶▶ 次のうち、正しいものはどれか 1 つ選びなさい。

1．全身の血管系は体循環と肺循環に分けられ、肺循環においては肺動脈を静脈血が流れ、肺静脈を動脈血が流れる。

2．心臓には刺激伝導系があって自動性があるが、迷走神経と脊髄神経の支配も受けている。

3．腹部消化器および脾臓からの静脈は門脈となり、肝臓に入りさらに肝静脈を経て上大静脈に注ぐ。

4．脈拍は動脈で触れられるが、とくに椎骨動脈が触れやすい。

CHECK ☐☐☐

第4章　循環器系

22 ▶▶ 脈管系に関する記述として、誤っているものはどれか1つ選びなさい。

1．動脈壁には平滑筋線維がある。

2．リンパ管には弁がある。

3．胸管は下半身と右上半身のリンパを集める本幹である。

4．リンパ管は静脈系に連絡する。

CHECK ☐☐☐

23 ▶▶ 次の組み合わせのうち、誤っているものはどれか1つ選びなさい。

1．上行大動脈 —— 冠状動脈

2．右房室弁 —— 僧帽弁

3．門脈 ———— 肝臓

4．外呼吸 ———— 肺呼吸

CHECK ☐☐☐

24 ▶▶ 血管について、誤っているものはどれか1つ選びなさい。

1．総頸動脈の血液は脳と顔面を養う。

2．内腸骨動脈の枝が子宮や膀胱に分布する。

3．上半身から戻ってくる血液は上大静脈に流れ込む。

4．門脈は肝臓から胃腸管へ向かう血管である。

CHECK ☐☐☐

25 ▶▶ 次のうち、誤っている組み合わせはどれか1つ選びなさい。

1．肺動脈 ——————— 静脈血

2．大伏在静脈 ————— 上肢の静脈

3．ウィリス動脈輪 ——— 大脳

4．動脈管（ボタロー管）—— 胎児の循環

CHECK ☐☐☐

26 ▶▶ 血管と関係のある事項との組み合わせのうち、誤っているものはどれか1つ選びなさい。

1．門脈 ————— 肝臓

2．動脈管 ———— 胎児

3．椎骨動脈 ——— 大脳

4．下腸間膜動脈 —— 小腸

CHECK ☐☐☐

46

27 ▶▶ 次のうち、動脈血が流れているところはどれか1つ選びなさい。

1．左心房

2．右心室

3．肺動脈

4．門脈

CHECK ☐☐☐

28 ▶▶ 血液の循環経路として、誤っているものはどれか1つ選びなさい。

1．臍静脈━━━━▶静脈管━━━━▶下大静脈

2．上腸間膜静脈→門脈━━━━▶肝動脈

3．肺動脈━━━━▶肺静脈━━━━▶左心房

4．食道静脈━━━━▶奇静脈━━━━▶上大静脈

CHECK ☐☐☐

29 ▶▶ 門脈について、誤っているものはどれか1つ選びなさい。

1．この血管を通る血液は、体循環を1回まわる間に毛細血管を2回通る。

2．この血管は、生後は肝円索となって残る。

3．この血管は、胃、脾臓、膵臓、十二指腸などからの静脈血を肝臓に運ぶ。

4．この血管を通る血液は、栄養分に富む静脈血である。

CHECK ☐☐☐

30 ▶▶ 次のうち、誤っている記述はどれか1つ選びなさい。

1．肺静脈を流れる血液は、肺動脈を流れる血液よりも二酸化炭素を多量に含んでいる。

2．一般に脈拍の触診は橈骨動脈で行ない、静脈内注射は肘正中皮静脈にする。

3．右下半身のリンパは胸管に注ぎ、左静脈角で静脈に合流する。

4．門脈は、胃、腸のほとんど、膵臓、脾臓の静脈血を集めて、肝臓に送る静脈である。

CHECK ☐☐☐

31 ▶▶ 胎児期の血液循環について、誤っているものはどれか1つ選びなさい。

1．肺動脈と大動脈弓を結ぶ通路があって、血液の大部分はそれを通って大動脈に流れる。

2．臍動脈は1本あり、臍静脈は2本ある。

3．臍静脈の血液は、静脈管を介して下大静脈に流れる。

4．下大静脈からの血液は、卵円孔を介して左心房に入り、ここから左心室へ入る。

CHECK ☐☐☐

32 ▶▶ 左右のリンパ本幹は別々に静脈に注ぐ。左右リンパ本幹がリンパを集める領域で、正しいものは次の図のうちどれか1つ選びなさい。

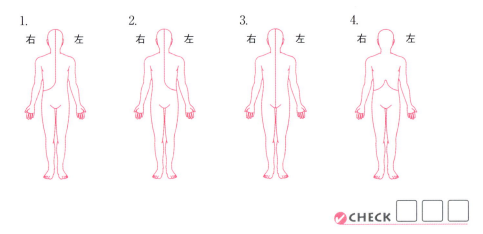

第 5 章

血液・組織間液およびリンパ

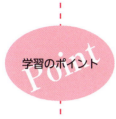

学習のポイント Point

1．体液とは？
2．血液とは？
3．血液の性質、生理的作用は？
4．血液の凝固はどのようにして起こるか？
5．血液型とは？

1 体液

1 種類

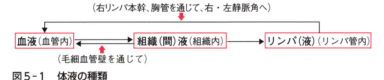

図5-1　体液の種類

2 生理作用（主として血液が果たす）

1）**物質の運搬**（組織液も）

　①ガスの運搬、②栄養物質の運搬、③ホルモンの運搬、④老廃物の運搬

2）**体温の調節**（体熱の産生部位から全身へ熱を伝える）

3）**身体の保護**（免疫と貪食作用）

3 血液、組織（間）液、リンパの関係

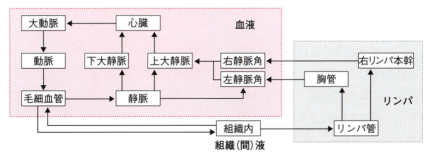

図5-2　血液、組織（間）液、リンパの関係

2 血液の成分

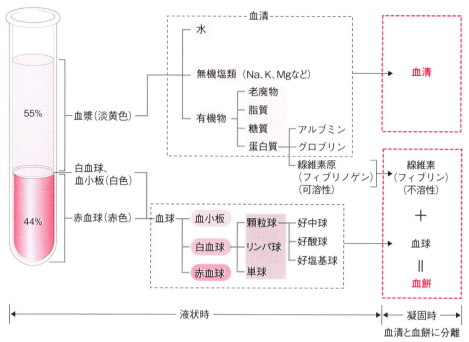

図5-3 血液の成分

1 血漿

血液の約55％を占める液体成分。90～92％が水。タンパク質（アルブミンとグロブリン、フィブリノーゲン）7～8％、糖質0.1％、脂質1％、無機イオン0.9％を含む。

血漿タンパク量は7～8g/dL、アルブミンとグロブリンの比（A/G比）の基準値は1.5～2.0。

空腹時血糖値は80～100mg/dL。130mg/dL以上を高血糖、60mg/dL以下を低血糖という。血糖値が約160mg/dLを超えると糖尿が現れる。

2 赤血球

無核、直径7.7μm、厚さ約2μmの両凹形円盤状を呈する。血液1μL中に、成人男性で約500万個、成人女性で約450万個がある。骨髄でつくられ、肝臓または脾臓で壊される。**寿命**は約120日。

血液中の赤血球が占める容積の割合を**ヘマトクリット**という。ヘマトクリット値は男性45％、女性40％。

赤血球中には**血色素**（**ヘモグロビン**）が含まれている。酸素と可逆的に結合する性質をもつが、一酸化炭素（CO）とは酸素よりはるかに強く結びつく（**一酸化炭素中毒**）。

血液中の**血色素量**は、成人男性16g/dL、成人女性14g/dLが正常（ザーリ法では男性100％、女性90％）。

3 白血球

有核、円形または不整形。1μL中に約7,000（4,000〜10,000）個あるが、炎症性疾患のときは増加し、2万〜3万に達することがある。顆粒白血球は骨髄でつくられ、無顆粒白血球は脾臓、リンパ節でつくられて、脾臓および肝臓で壊される。

白血球の機能は生体防衛である。細菌や異物の食作用、細胞免疫、抗体産生などを行なう。

表5-1 種類と百分率

	直径(μm)	百分率(%)
顆粒白血球		
好中球	10〜15	50〜70
好酸球	10〜15	1〜4
好塩基球	8〜10	0.4〜0.5
無顆粒白血球		
リンパ球	6〜10	20〜40
単球	15〜20	2〜8

4 血小板

直径2〜3μm、血液1μL中に約15万〜40万個存在する。寿命は7〜8日。骨髄でつくられ、脾臓で壊される。血液凝固作用が主な機能である。

3 血液の凝固と血球の凝集

1 血液の凝固

血漿中の線維素原（フィブリノゲン）は可溶性だが、これが不溶性の線維素（フィブリン）に変わって血球にからみ付き、血清以外の成分がゼリー状に、ついには硬く固まる（血餅）ことを血液凝固という。このとき、血清が分離する（図5-3参照）。

＜凝固の防止＞
①ガラス棒でかきまわし、フィブリンを取り除く。
②クエン酸ナトリウム、シュウ酸ナトリウム、ヘパリンなどを入れてトロンビンの形成や作用を抑制する。

2 血球の凝集

血球中の凝集原（元）（A、B）と血清中の凝集素（抗Aまたはα、抗Bまたはβ）との働きで血球が血漿中に小さな塊をつくり、むらになる現象を血球凝集という。この働きで、血液型が判定される（表5-2）。

Aと抗A、またはBと抗Bが反応すると凝集が起こる。O型の人の血液をAB型の人に輸血すると、抗A・抗BとA・Bとが反応するから凝集する。したがって、多量の輸血を行なう場合は同型の人どうししかできない。図5-4のうちで、細い矢印は、緊急やむをえないときに、少量をゆっくり輸血する場合のみ可能。

表5-2 血液型と凝集原、凝集素

血液型	A	B	AB	O
血球中（凝集原）	A	B	A, B	なし
血清中（凝集素）	抗B（β）	抗A（α）	なし	抗A 抗B

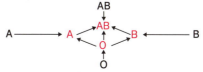

図5-4 輸血ができる関係

第5章　血液・組織間液およびリンパ

血液型としてはABO型以外にMN型（M、N、MN）、Rh型〔Rh（＋）、Rh（－）〕など、たくさんの種類の型がある。

4 血液型の遺伝

あまり多くはないが、ときどき出題されている。すべての遺伝形式を丸暗記する必要はなく、遺伝因子の組み合わせを考えればわかることなのだが、一応まとめておく。

表5-3　父母の血液型（赤いマス）とありうる子どもの血液型（白いマス）

		父 の 血 液 型			
		A	B	AB	O
母の血液型	A	A, O	A, B, AB, O	A, B, AB	A, O
	B	A, B, AB, O	B, O	A, B, AB	B, O
	AB	A, B, AB	A, B, AB	A, B, AB	A, B
	O	A, O	B, O	A, B	O

＊父と母の血液型が入れかわっても変わらない。

練習問題

1 ▶▶ 次のうち、誤っているものはどれか1つ選びなさい。

1．人の組織液の成分は、血漿成分とほぼ同じであるが、タンパク質がやや少ない。
2．赤血球沈降速度の値は、いろいろな病気の診断や予後の判定の参考になる。
3．赤血球および好中球は血液の成分であるが、リンパ球はリンパ液にのみ存在する。
4．人間の赤血球は核がない。その平均直径は7.7μmである。

CHECK ☐☐☐

2 ▶▶ 血液成分に関する記述で正しいものはどれか1つ選びなさい。

1．血液は血漿と血球成分からなる。
2．血液のpHは、7.35〜7.45で弱酸性である。
3．血漿タンパクのうち最も大量に含まれるのはガンマグロブリンである。
4．白血球（顆粒白血球、単球、リンパ球）はすべて骨髄で産生される。

CHECK ☐☐☐

3 ▶▶ 次のうち、誤っているものはどれか1つ選びなさい。

1．血液中の血漿成分の占める割合をヘマトクリットという。
2．単球は血管の外に出るとマクロファージとなり、食作用を行なう。
3．健康人の血清タンパクはアルブミンのほうがグロブリンより多い。
4．血液のpHが小さくなった状態をアシドーシスという。

CHECK ☐☐☐

4 ▶▶ 体液について、誤っているものはどれか１つ選びなさい。

1．血漿のコロイド浸透圧は、主としてアルブミンによって維持される。
2．ヘモグロビンには鉄が含まれている。
3．白血球はすべて骨髄でつくられ、生体防御作用をもつ。
4．血友病は血液凝固因子（第８因子）の先天性欠損によって起こる。

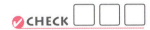

5 ▶▶ 次のうち、正しいものはどれか１つ選びなさい。

1．血液は液状の組織で、その量は体重の約１/５である。
2．動脈血は暗赤色で、弱アルカリ性であり、比重は約1.06である。
3．血液は、含まれる凝集原と凝集素によって、A、B、AB、Oの４型に区別される。
4．A型の血液は、赤血球に凝集原Aを、血清に凝集素抗A（α）をもっている。

6 ▶▶ 血液について、誤っているものはどれか１つ選びなさい。

1．血液は、体重の約８％を占める。
2．動脈血は鮮紅色、静脈血は暗赤色である。
3．比重は、1.015～1.016である。
4．ホルモンの運搬をする。

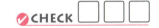

7 ▶▶ 次のうち、誤っているものはどれか１つ選びなさい。

1．血液は体重の約１/13を占め、体重50kgの人では約４Lである。
2．貧血は血液中のヘモグロビンが減少した状態で、浮腫・動悸・めまい・耳鳴りなどの症状がみられる。
3．貧血の診断のため、骨髄穿刺を必要とすることはない。
4．血小板の減少や機能異常により、出血傾向をきたすことがある。

8 ▶▶ 白血球について、正しいものはどれか１つ選びなさい。

1．白血球は、血液１μL中に約６～８万個含まれる。
2．好塩基球は、エオジンに染まる顆粒をもつ白血球である。
3．単球は、白血球のうちで最も小さいものである。
4．リンパ球は顆粒をもたない白血球の一種で、全白血球の20～40％を占める。

9 ▶▶ 血液について、正しいものはどれか1つ選びなさい。

1．ヘモグロビン量は、成人男性でおよそ14g/dL、成人女性は16g/dLである。
2．白血球は核をもたず、その数は約5,000〜8,000/μLである。
3．血小板は核をもたず、末梢血中に出てからの寿命は8〜11日である。
4．Rh陰性の人に初めて輸血したとき、Rh陽性血であるとただちに凝集反応を起こす。

10 ▶▶ 次のうち、誤っているものはどれか1つ選びなさい。

1．人の空腹時血糖は80〜100mg/dLが正常値である。
2．尿酸はアミノ酸の代謝産物である。
3．胸管とは、下半身と左上半身のリンパを集める本管である。
4．トロンボプラスチン、プロトロンビン、Ca、フィブリノーゲンは、血液凝固に関与する。

11 ▶▶ 次のうち、正しいものはどれか1つ選びなさい。

1．抗凝固剤を混入した血液を円心器にかけると、淡黄色の液体が得られるが、これが血清である。
2．健康成人の白血球数は、血液1μL中に約1万〜1万5,000個である。
3．血液中の有形成分（血球など）はすべて骨髄でつくられる。
4．血液を0.5％の食塩水にまぜると、赤血球は内外の浸透圧の差のために壊れてしまう。

12 ▶▶ 次のうち、誤っているものはどれか1つ選びなさい。

1．白血球は血液1μLの中に約6,000〜8,000含まれる。
2．血液の固形成分を構成する赤血球、白血球、血小板は、いずれも骨髄でつくられ、肝臓あるいは脾臓で壊される。
3．血液中の赤血球の内外の浸透圧は等しく、0.9％の食塩水の浸透圧とほぼ等しい。
4．貧血の有無を調べるには、血色素量を調べればよい。

13 ▶▶ 次のうち、誤っているものはどれか1つ選びなさい。

1．血液中のリンパ球は、T細胞とB細胞とに分けられる。
2．単球には食作用がない。
3．血漿タンパク量の正常値は約7.5g/dLである。
4．日本人の血液は、Rh因子陽性のものが多い。

14 ▶▶ 次のうち、誤っているものはどれか1つ選びなさい。

1. 血液中の赤血球の占める割合をヘマトクリット（Ht）という。
2. エリスロポエチンは、赤血球数を一定に保つ働きをしている。
3. 好酸球にはＴ細胞とＢ細胞がある。
4. 血小板の主な機能は血液凝固作用である。

15 ▶▶ 血液について、誤っているものはどれか1つ選びなさい。

1. 血小板に核はない。
2. Ｔリンパ球は胸腺でつくられる。
3. トロンビンの作用でフィブリノーゲンがフィブリンになる。
4. アルカローシスとは血液pHが正常範囲（7.35～7.45）より小さいことを示す。

16 ▶▶ 次のうち、誤っているものはどれか1つ選びなさい。

1. 赤血球の主成分は、タンパク質グロビンと、鉄を含む色素ヘムとが結合した、ヘモグロビン（Hb）である。
2. リンパ球は胸腺で成熟するＢリンパ球と、骨髄で成熟するＴリンパ球に分かれる。
3. 赤血球の膜の表面には、凝集原とよばれる2種類の抗原ＡとＢがある。
4. チアノーゼは還元ヘモグロビンが毛細血管内に異常に増加すると生じ、皮膚、粘膜は青紫色になる。

17 ▶▶ 次のうち、正しいものはどれか1つ選びなさい。

1. 赤血球、白血球、血小板はともに肝臓の肝細胞でつくられる。
2. 血清には、血液凝固に必要なフィブリノーゲンが含まれる。
3. 赤血球は円板状で、その寿命は約120日である。
4. 白血球の機能は血液凝固作用であり、その寿命は約10日である。

18 ▶▶ 次のうち、誤っているものはどれか1つ選びなさい。

1. 赤血球の機能は、窒素の運搬である。
2. 白血球の機能は、生体防御作用である。
3. 血小板の機能は、血液凝固作用である。
4. 血漿タンパク質は、アルブミンとグロブリンに大別される。

第5章　血液・組織間液およびリンパ

19 ▶▶ 次のうち、正しいものはどれか1つ選びなさい。

1．赤血球は、末梢の組織の酸素を肺に運ぶ。

2．白血球には、細菌を殺す作用がある。

3．血小板には、血栓を溶かす働きがある。

4．血漿には、タンパク質は含まれていない。

✓CHECK ☐☐☐

20 ▶▶ 血液型を調べて、次のような結果が報告された。明らかに誤っていると考えられるものの組み合わせはどれか1つ選びなさい。

a．ある人の血液に抗A血清を加えても、抗B血清を加えても、ともに凝集反応が生じた。この人の血液型はO型と判定した。

b．両親の血液型はともにAB型であった。実子は全員A型であった。

c．両親の血液型はともにO型であった。実子の血液型は全員AB型と判定した。

d．実子の血液型はA型であった。両親はA型とB型であった。

e．実子の血液型はB型であった。両親の一方はA型でほかはO型であった。

f．患者の血液はAB型であった。新鮮血の輸血にはAB型の血液が必要である。

1.(a、c、e)　2.(b、d、f)　3.(b、c、d)　4.(a、e、f)

✓CHECK ☐☐☐

21 ▶▶ 次のうち、正しいものはどれか1つ選びなさい。

1．血液中の凝集原Aと凝集素βがまじると凝集反応が生じる。

2．Rh陰性の男性とRh陽性の女性との間にできた新生児には、交換輸血が必要となる。

3．血液型がA型とB型の親の組み合わせから、O型の子どもは生まれ得る。

4．Rh陰性の女性とRh陽性の男性との間に生まれる子どもはRh陰性である。

✓CHECK ☐☐☐

22 ▶▶ ABO式血液型について、誤っているものはどれか1つ選びなさい。

1．O型は凝集原がなく、抗A、抗B凝集素をもたない。

2．A型は凝集原Aをもち、抗B凝集素をもつ。

3．B型は凝集原Bをもち、抗A凝集素をもつ。

4．AB型は凝集原A、Bをもち、抗A、抗B凝集素をもたない。

✓CHECK ☐☐☐

23 ▶▶ 次のうち、誤っているものはどれか 1 つ選びなさい。

1．日本人は欧米人よりも Rh 陰性の人が多い。

2．血液の pH は弱アルカリ性であり、血液量は体重の約 1/13～1/10である。

3．Rh 陽性の人は、Rh 陽性・陰性いずれの人から輸血を受けても問題はない。

4．骨髄の造血機能は、赤色骨髄によって行なわれる。

✓CHECK ☐ ☐ ☐

24 ▶▶ 次のうち、血液の凝固に関係がないものはどれか 1 つ選びなさい。

1．ヘモグロビン

2．フィブリノーゲン

3．プロトロンビン

4．トロンボプラスチン

✓CHECK ☐ ☐ ☐

25 ▶▶ 代謝性アシドーシスに関して、正しいものはどれか 1 つ選びなさい。

1．血液の pH は上昇する。

2．動脈血炭酸ガス分圧（$PaCO_2$）は上昇する。

3．激しい嘔吐で胃の中の塩酸が失われた場合に起こる。

4．血中 HCO_3^- 濃度は低下する。

✓CHECK ☐ ☐ ☐

26 ▶▶ 激しい嘔吐が続き、胃の塩酸が失われた場合に起こりやすい状態はどれか 1 つ選びなさい。

1．呼吸性アルカローシス

2．代謝性アルカローシス

3．呼吸性アシドーシス

4．代謝性アシドーシス

✓CHECK ☐ ☐ ☐

27 ▶▶ 血中の二酸化炭素濃度が高くなった場合、どのような状態になるか 1 つ選びなさい。

1．呼吸性アシドーシス

2．代謝性アシドーシス

3．呼吸性アルカローシス

4．代謝性アルカローシス

✓CHECK ☐ ☐ ☐

第 5 章　血液・組織間液およびリンパ

第6章 呼吸器系

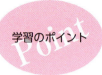

学習のポイント
1. 呼吸器系とは？
2. 縦隔とは？
3. 呼吸の生理は？

1 呼吸器系とは

　肺呼吸を行なう器官および、これと外界との間の空気の通路をなす器官からなる系統のことである(図6-1)。鼻、咽頭、喉頭、気管、気管支および肺がこの系統を構成する。肺の肺胞に達するまでの空気の導入路を気道という。

2 鼻

　鼻腔を囲む構造である。鼻腔の前壁は**外鼻**からなり**外鼻孔**で外界と交通する。

　鼻腔は**鼻中隔**(芯は篩骨の一部、鋤骨と軟骨)で左右に仕切られ、外側壁には上・中鼻甲介(芯になる骨は篩骨の一部)と、下鼻甲介が突出し、それぞれその下方に**上・中・下鼻道**をつくる。鼻甲介と鼻中隔の間を**総鼻道**という。中鼻道には前頭洞、上顎洞、篩骨蜂巣の前部が、下鼻道には**鼻涙管**が開く。鼻腔は**後鼻孔**で咽頭につながる。

　副鼻腔は**上顎洞**、**前頭洞**、**蝶形骨洞**、および**篩骨蜂巣**(大小の空洞で、まとめて篩骨洞ともいう)からなり、鼻腔にそれぞれ開口している(図6-2)。鼻腔の炎症は副鼻腔に広がり、副鼻腔炎を起こして蓄膿症の原因となる。

3 咽頭

消化器系と兼用する部分で鼻腔・口腔・喉頭の後ろを縦につながる中空器官。
①**咽頭鼻部**：鼻腔の後ろの部分で**鼻腔**と②につながり、呼吸気だけが通る。ここには**耳管**が開き、**咽頭扁桃**(病的に肥大するとアデノイドという)がある。
②**咽頭口部**：口腔の後ろの部分で**口腔**および①③の部分とつながり、呼吸気と飲食物とが通る。
③**咽頭喉頭部**：喉頭の後ろの部分で**喉頭**と**食道**と②につながり、呼吸気は喉頭へ、飲食物は食道へ通る。

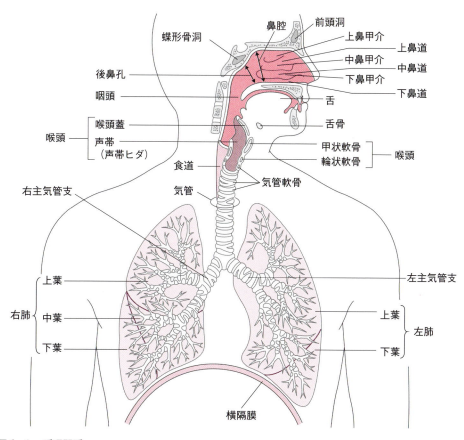

図6-1　呼吸器系

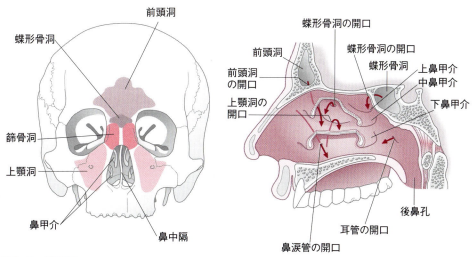

図6-2　副鼻腔

4 喉頭

咽頭喉頭部から続き、咽頭の下部の前を下がり、下は気管につながる(**図6-3**)。**甲状軟骨**、**輪状軟骨**、**披裂軟骨**、**喉頭蓋軟骨**などが主な骨組みをつくる。甲状軟骨は成人男性で頸部前面に隆起し、**喉頭隆起**を成す。飲食物を飲み込むとき、喉頭蓋軟骨を骨組みとする**喉頭蓋**が喉頭口のふたをし、飲食物が喉頭に入らないようにする。また、喉頭には前庭ヒダと**声帯ヒダ**とがあり、声帯ヒダによって狭められた部を**声門**といい、発声器官である(**図6-4**)。ここでは①空気を通す・止めるの調節、②声を出す・出さないの調節、③声の高さの調節を行なう。

5 気管および気管支

喉頭に続く長さ約10cmの管が**気管**。第4～5胸椎の高さで左右の**気管支**に分かれる。気管支は左右の肺門から肺に入り、分岐して**葉気管支**、**区域気管支**、さらに細い**気管支枝**となる(**図6-5**)。気管および気管支の壁には馬蹄形の軟骨が一定の間隔をおいて並び、気管・気管支が押しつぶされて内腔が塞がることのないようになっている。気管、気管支の内面の粘膜表面には、線毛をもった上皮細胞が並び、異物の排除に役立っている。

6 肺

胸腔内で左右に離れた位置にあり、無数の小葉からなる。肺門からは、気管支、肺動脈、肺静脈などが出入する。右肺は3葉、左肺は2葉からなる。両肺は左・右別々の胸膜に包まれる。左右の各**胸膜**(または**肋膜**)は肺を包む2重になった1枚の漿膜で、肺を直接包む臓側葉を**肺胸膜**といい、胸壁や横隔膜の肺に向かう面をおおう壁側葉を壁側胸膜という。両者の間に胸膜腔があり、少量の漿液が入っていて、胸膜の両葉間の摩擦を防ぐ役割がある。

7 縦隔

左右の肺(正確には内側の壁側胸膜)にはさまれて、胸腔の中隔をつくっている部分をいう。ここには、心臓、気管、気管支、食道、大動脈、上大静脈、肺動・静脈、迷走神経、胸管、胸腺、奇静脈・半奇静脈などがある。下は横隔膜でふさがれているが、上方は頸部に口を開いている。

8 気道の生理的作用

1) 吸気・呼気の通路
2) 外気が冷たく乾いている場合は吸気に加温、加湿
3) 吸気の異物を除去
4) 有毒ガスの吸入を防止(嗅覚器)
5) 発声

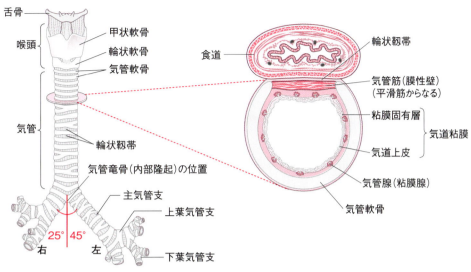

図6-3 気管の構造

図6-4 声帯の構造

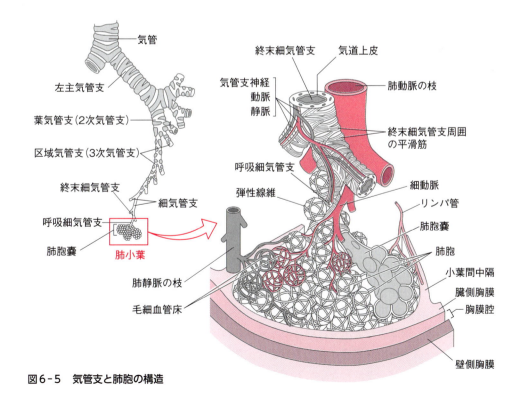

図6-5 気管支と肺胞の構造

9 肺呼吸(外呼吸)と組織呼吸(内呼吸)

肺(外)呼吸は肺胞内の空気⇄肺胞壁の毛細血管内の血液、組織(内)呼吸は全身の組織の毛細血管内の血液⇄組織のガス交換である。外呼吸はヒトでは肺呼吸がその大部分を占めるが、これ以外に皮膚呼吸も行なわれており、無視はできない。

<肺呼吸(外呼吸)とは>

肺胞内の空気と肺胞壁内の毛細血管の中の血液との間で行なわれるガス交換のことで、血液中の二酸化炭素や水蒸気が肺胞内に捨てられ、肺胞内の空気の中の酸素が血液中にとり入れられる働きである。この酸素が、血球中の血色素(ヘモグロビン)と結びついて全身の組織に送られる。

<組織呼吸(内呼吸)とは>

このようにして血液によって運ばれた酸素が、組織液に移行し、組織において組織の細胞に与えられ、細胞内の化学変化(異化作用)で生じた二酸化炭素と交換されることをいう。

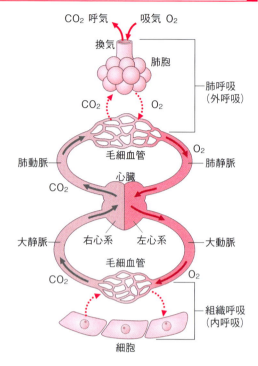

CO_2：二酸化炭素　O_2：酸素

図6-6　肺呼吸と組織呼吸

10 呼吸運動

吸息と呼息の両運動によって起こる(p.26参照)。胸膜腔内は陰圧($-5 \sim -8\,cmH_2O$)で、肺を壁側胸膜に接するまで膨らませる力となっている。吸息時には、外肋間筋と横隔膜(主な呼吸筋)の収縮によって胸腔が広がり、胸膜腔内圧は$-8\,cmH_2O$まで下がる。この陰圧に引かれて肺も広がり、肺の中の圧が大気圧より低くなるので吸息が起こる。呼息時には、呼吸筋の弛緩によって胸膜腔内圧は$-5\,cmH_2O$まで上がり、肺の内圧が大気圧より高くなるため呼息が起きる。

1 呼吸型

1) **胸式呼吸**：主として外肋間筋の収縮によるもので、妊婦ではこの呼吸が主になる。
2) **腹式呼吸**：主として横隔膜の収縮によるもので、新生児ではこの呼吸が主になる。
3) **胸腹式呼吸**：前2者の併用で、通常の呼吸はこれによる。
4) **チェーン・ストークス呼吸**：病的な呼吸で、臨終や薬物中毒または人工呼吸の際にみられる。無呼吸の状態が数秒ないし10数秒続いた後、不規則な呼吸が現れ、また無呼吸となることをくり返す。

2 呼吸数と換気量

1）**呼吸数**：成人で15～17回/分。新生児40～50回/分。外気温、体温上昇、温浴、運動、精神興奮、その他種々の原因で増加する。睡眠時は少ない。

2）**換気量**：安静時に１回の呼吸で出入りする空気の量（**１回換気量**）は約500mLである。**分時（毎分）換気量**は１回換気量と１分間の呼吸数の積で、成人で約６～８Lで、激しい運動時には10倍以上にも増加する。

3）**肺活量**：十分深く吸気し、次いでできるだけ呼息したときの呼吸量をいう。成人男性で３～６L、女性で２～４L、最大努力で呼出しても肺胞内に残る空気の量（**残気量**）は1.0～1.5Lである。肺活量と残気量を合わせて**全肺気量**という。機能的には肺活量とともに、はじめの１秒間に肺活量の何％が呼出されるかも測定される。これを**時間肺活量の１秒率**という。70％以上を正常値とする。

11 ガス交換

1 吸気・呼気中のガス

空気の組成はN_2（窒素）約79％、O_2（酸素）約21％、CO_2（二酸化炭素）約0.03％で、残りは微量で無視できる。

表6-1　吸気と呼気中のガス量（%）

	O_2	CO_2	N_2
吸気	20.94	0.03	79.03
呼気	16.44	3.84	79.03
増減	-4.50	+3.81	±0

2 血液ガス

血液１dL中には約60～70mLの血液ガスが含まれる。そのうちO_2の量は動脈血で約20mL/dL、静脈血で約15mL/dL。CO_2の量は動脈血で約50mL/dL、静脈血で約55mL/dLである。動・静脈血間の差が組織内でのガス交換の量である。

表6-2　ガス分圧（mmHg）

	吸気（大気）	呼気	肺胞気	動脈血	静脈血
O_2	158.0	116	100	95	40
CO_2	0.3	32	40	40	46
N_2	596.0	565	573	573	573
H_2O	5.7	47	47	47	47
計	760	760	760	755	706

第6章　呼吸器系

3 ガスの運搬

O_2は血色素(ヘモグロビン)に結合して各所に運ばれる。O_2分圧の高いところではヘモグロビンはO_2と結合し、低いところではO_2を離す。

静脈血中のCO_2は大部分(85%)は水と反応して炭酸水素イオン(HCO_3^-)として運ばれる。肺では再びCO_2の形となって肺胞内に放出され、呼気となる。

12 呼吸の調節

呼吸運動は随意に行なうこともできるが、一般には無意識のうちに反射的に規則正しく行なわれる(延髄の**呼吸中枢**)。この運動は複雑な神経性調節を受けている以外に、血液中のCO_2濃度による呼吸中枢への化学的調節を受けている。血液中のCO_2分圧が高くなると、呼吸運動は大幅に増大する。血液中のO_2分圧の呼吸中枢に対する作用は弱い。**頸動脈小体**(総頸動脈の分岐部にある)には呼吸の**化学的受容器**があるといわれている。

発声、咳、くしゃみ、しゃっくりなどは呼吸の変形である。

練習問題

1 ▶▶　次のうち、誤っているものはどれか1つ選びなさい。

1．呼吸とは、酸素を摂取して二酸化炭素を排出するガス交換のことをいう。

2．呼吸器疾患の主な症状には、咳、たん、息切れ、腹痛がある。

3．呼吸器疾患の検査には、喀痰検査、動脈血ガス分析、胸部単純X線、胸部CTスキャンなどがある。

4．喘息では、発作性の呼吸困難が夜間や早朝に起こりやすい。

✓CHECK ☐☐☐

2 ▶▶　次のうち、正しいものの組み合わせはどれか1つ選びなさい。

a．腹式呼吸は主として横隔膜の働きによる呼吸法である。

b．死腔とは呼吸に際して、気道などのガス交換にかかわらない部分をいい、その量は約150mLである。

c．血液のガス運搬ではCO_2はヘモグロビンに結合し、O_2は血漿に溶けて運ばれる。

d．チェーン・ストークス呼吸とは、呼吸数と呼吸量が一定に持続する病的な呼吸である。

1.(a、b)　2.(b、c)　3.(c、d)　4.(b、d)

✓CHECK ☐☐☐

64

3 ▶▶ 呼吸器系について、正しいものはどれか１つ選びなさい。

1．気管は食道の背後を平行に通る。

2．胸式呼吸とは主として肋間筋が働き、腹式呼吸は横隔膜が働く。

3．実際のガス交換に関与しない気道死腔は500mL前後である。

4．動脈血の酸素分圧は760mmHgである。

✔CHECK ☐☐☐

4 ▶▶ 次のうち、正しいものはどれか１つ選びなさい。

1．チェーン・ストークス呼吸は、規則性のない異常に大きい呼吸がゆっくりくり返される。重症糖尿病、尿毒症性昏睡などにみられる。

2．右肺は２葉、左肺は３葉からなっている。

3．主吸息筋である内肋間筋の収縮や横隔膜の収縮により、胸腔は拡大し、空気は受動的に流入する。

4．胸膜は肺の表面と胸郭の内面をおおう漿膜で、臓側胸膜である肺胸膜と壁側胸膜からなる。

✔CHECK ☐☐☐

5 ▶▶ 次のうち、正しいものはどれか１つ選びなさい。

1．上顎洞や前頭洞などの副鼻腔はすべて咽頭に開口する。

2．気管は食道の前（腹側）に位置している。

3．内呼吸は血液と肺胞との間のガス交換のことをいう。

4．呼吸を調節する呼吸中枢は間脳にある。

✔CHECK ☐☐☐

6 ▶▶ 次のうち、誤っているものはどれか１つ選びなさい。

1．右気管支は左気管支よりも短く、太い。

2．横隔膜の働きによって行なわれる呼吸を腹式呼吸という。

3．１回換気量500mLのうち、約150mLはガス交換に関与しない。

4．肺胞と肺胞周囲毛細血管の間のO_2、CO_2の交換を外呼吸という。

✔CHECK ☐☐☐

7 ▶▶ 空気が肺に入るまでの通路について、正しいものはどれか１つ選びなさい。

1．鼻腔→喉頭→咽頭→気管→気管支→肺

2．鼻腔→咽頭→喉頭→気管支→気管→肺

3．鼻腔→咽頭→喉頭→気管→気管支→肺

4．鼻腔→喉頭→咽頭→気管支→気管→肺

✔CHECK ☐☐☐

第６章 呼吸器系

第6章　呼吸器系

8 ▶▶　成人の呼吸について、正しいものはどれか1つ選びなさい。

1．安静時の呼吸数は、40〜50回/分である。

2．1回の換気量は、1,000mL前後である。

3．チェーン・ストークス呼吸では、無呼吸が数秒から十数秒続く。

4．血液に取り込まれた酸素は、白血球と結合して運搬される。

CHECK

9 ▶▶　換気量のうち、肺活量に関係しないものはどれか1つ選びなさい。

1．予備吸気量

2．一回換気量

3．予備呼気量

4．残気量

CHECK

10 ▶▶　気道抵抗が高い場合の重要な指標はどれか1つ選びなさい。

1．呼吸数

2．肺活量

3．全肺気量

4．1秒率

CHECK

11 ▶▶　気管、気管支および肺について、正しいものはどれか1つ選びなさい。

1．気管、気管支の上皮は線毛上皮からなる。

2．ガス交換は末梢の気管支で行なわれる。

3．左肺は3葉、右肺は2葉である。

4．肺動脈内を流れる血液は、CO_2よりO_2に富んでいる。

CHECK

12 ▶▶　次のうち、誤っているものはどれか1つ選びなさい。

1．右肺に3つ、左肺に2つある肺葉は、多角形の小葉の集まりからなり、その中に無数の肺胞がある。

2．呼吸運動は胸腔容積を増減させることによって行なわれ、なかでも横隔膜や腹筋によって行なわれるものを腹式呼吸という。

3．呼吸中枢は延髄にあり、血液中の酸素の濃度が上昇すると刺激されて、呼吸を促進させる。

4．喉頭は、咽頭の下部の前にある上下長約5cmの部分で、下方で気管に続く。気管は食道の前を下がり、長さが約10cmある。

CHECK

13 ▶▶ 咽頭について、誤っているものはどれか1つ選びなさい。

1．咽頭は鼻腔、口腔、喉頭の後ろにある長さ約12cmの中空器官で、上は頭蓋底に達している。
2．咽頭鼻部には、両側壁に鼓室と交通する管への入り口があり、後壁上部の粘膜下に口蓋扁桃がある。
3．咽頭口部は、口峡によって口腔と交通し、嚥下の時には咽頭鼻部との間と、口腔との間が閉鎖する。
4．咽頭喉頭部は喉頭の後ろにあり、前方では喉頭に、下方では食道に続いている。

14 ▶▶ 右図において、引き出し線で示した場所の名称のうち、①〜④の中で正しいものはどれか1つ選びなさい。

1．①上顎洞
2．②声門
3．③気管
4．④終末細気管支

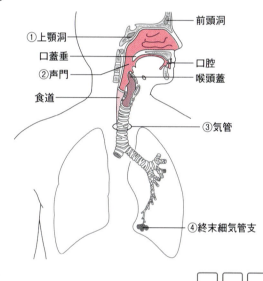

15 ▶▶ 次のうち、誤っているものはどれか1つ選びなさい。

1．俗に「のどぼとけ」とよばれる喉頭隆起は、喉頭を構成する軟骨の中で最大の甲状軟骨によるものである。
2．甲状軟骨の高さで、喉頭には声帯ヒダがあり、左右の声帯ヒダとその間のすき間とを一緒にして、声門という。
3．喉頭に続く長さ約10cmの細長い管は気管とよばれ、その粘膜は多列線毛円柱上皮でおおわれている。
4．気管から、食道の前、第5胸椎の高さで分かれた気管支は、傾斜も長さも太さも、左右対称な形態を示す。

第6章　呼吸器系

16▶▶ 次のうち、誤っているものはどれか1つ選びなさい。

1．成人の1分間の呼吸数はおよそ16～19回であるが、新生児では40～60回に達する。

2．安静時に1回の呼吸で出入りする空気量は、それぞれ450mL程度である。また、最大呼出時でも肺には約1,000mLの空気が残る。

3．呼気と吸気とで、濃度に差がないものは、窒素と水蒸気である。

4．十分に深く吸息したのちに、できるだけ呼息した時の呼気量を肺活量という。

CHECK ☐☐☐

17▶▶ 呼吸器について、正しいものの組み合わせはどれか1つ選びなさい。

a．肺の内側面の中央部を肺門といい、気管支や動静脈がここを通って肺に出入りする。

b．肺を直接おおう膜を肺胸膜といい、肺門で反転して壁側胸膜となる。

c．左右の肺を比べてみると、左肺は斜裂と水平裂があって3葉に分かれ、右肺は斜裂によって2葉となっている。

d．呼吸運動の時、吸息によって肺に空気が入る。このときに内肋間筋や横隔膜が収縮することによって胸腔が広がるために、空気が気道を通って肺に入る。

1.(a、b)　2.(b、c)　3.(c、d)　4.(a、d)

CHECK ☐☐☐

18▶▶ 次のうち、誤っているものはどれか1つ選びなさい。

1．肺では肺胞とそれを取り巻く毛細血管との間でガス交換が行なわれ、また、末梢組織や細胞とそれを取り巻く毛細血管との間でもガス交換が行なわれる。

2．肺では、毛細血管内の血液に比べて肺胞の空気の方が、O_2分圧が高く、CO_2分圧が低いので、O_2は肺胞から毛細血管へ拡散移行する。

3．末梢組織では毛細血管内の血液に比べて、O_2分圧が低く、CO_2分圧が高いので、CO_2は組織から毛細血管へ拡散移行する。

4．血中で、O_2は主に血漿に溶解して、CO_2はヘモグロビンに結合して運ばれる。

CHECK ☐☐☐

19▶▶ 外呼吸について、誤っているものの組み合わせはどれか1つ選びなさい。

a．胸郭の容積が増すと胸腔内は陰圧となり、外気が気道を通り肺に流入する。

b．胸郭の容積は外肋間筋と横隔膜との弛緩で増大する。

c．安静時の呼吸で、1回に吸入される量または呼出される量を1回換気量といい、肺胞換気量に等しい。

d．外呼吸の結果、肺胞気と動脈血のガス分圧はほぼ等しくなり、酸素で100mmHg、二酸化炭素で40mmHgとなる。

1.(a、b)　2.(b、c)　3.(c、d)　4.(a、d)

CHECK ☐☐☐

20 ▶▶ 次のうち、誤っているものはどれか１つ選びなさい。

1. 残気量は、できるだけ多くの空気を吐き出した後に、なお肺内に残っている空気の量である。
2. チェーン・ストークス呼吸は、呼吸の数と深さがしだいに増加したり、減少したりする周期性呼吸の１つであるが、途中に無呼吸の時期がある。
3. 血液のpHは約7.4でほぼ一定しているが、pHが小さくなった場合をアルカローシスという。
4. 副鼻腔は、鼻腔の周囲の頭蓋骨中の空洞で４種あり、すべて鼻腔と交通している。

21 ▶▶ 呼吸器系に関して、誤っているものの組み合わせはどれか１つ選びなさい。

a．頭蓋骨内の空洞で鼻腔と交通しているものを副鼻腔という。
b．喉頭蓋は嚥下の際に舌根に押しつけられて喉頭口をふさぎ、誤嚥を防ぐ。
c．１秒率とは、努力性肺活量の最初の１秒間に全体の何％を呼出したかを示すものである。
d．腹式呼吸は主として横隔膜の働きによって呼吸する型で、女性に多い。

　1.(a、b)　2.(b、c)　3.(c、d)　4.(dのみ)

22 ▶▶ 肺機能の項目と正常値との組み合わせで、誤っているものはどれか１つ選びなさい。

1. 努力性肺活量(成人男性) ―― ３～４L
2. １回換気量(安静時) ―― １L
3. １秒率 ―― 70％以上
4. 動脈血酸素分圧(安静時) ―― 95torr以上(torr＝mmHg)

第7章　消化器系

第7章

消化器系

学習のポイント *Point*

1. 消化とは何か？
2. 消化器系とは？
3. 消化管の種類は？
4. 消化腺の種類は？
5. 肝臓と膵臓の位置と働きは？
6. 消化の行なわれ方は？
7. 吸収の行なわれ方は？
8. 栄養素とは？
9. ビタミンとは？
10. 物質代謝とは？

1　消化とは何か

　消化とは、体外からとり入れた飲食物を、細胞内にとり入れることができるような形にまで分解することをいう。消化は、消化管内で行なわれるが、その主な働きは、消化腺から分泌される消化酵素による化学的消化であり、飲食物を消化管壁（主として小腸）から吸収できる小さい分子にまで化学的に分解することをいう。一方、消化管内では、食物が化学的消化を受けやすいように機械的消化を行なう。機械的消化は咀嚼・嚥下・蠕動・分節・振子などの運動によって行なわれる。

2　消化器系

　消化管と付属消化腺とからなる（全長約9m、小腸6〜7m）（図7-1）。

3　口と口腔

　消化管に外界から入ったところの内腔を口腔といい、これを囲む中空器官を口という（図7-2）。口の上壁は口蓋で鼻腔と境され、下壁からは舌が隆起している。口蓋の前半を硬口蓋、後半を軟口蓋といい、その後縁の正中に口蓋垂がある。
　舌は骨格筋性の器官で粘膜におおわれ、舌尖、舌体、舌根に分けられ、舌尖と舌体の上面（舌背）に多数の舌乳頭がある（図7-2）。舌乳頭には、糸状乳頭（最も数が多く、舌背に密生していて、白くとがった形をしている）、茸状乳頭（舌背に散在し、赤く丸い形をしている）、葉状乳頭（側縁部の後方にある）、有郭乳頭（舌根の近くにあり、数は少ないが大きい）の4種

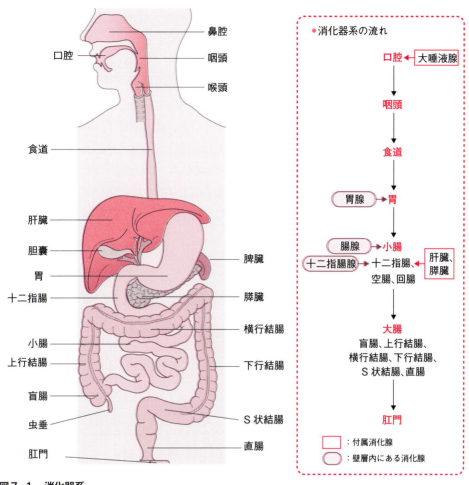

図7-1　消化器系

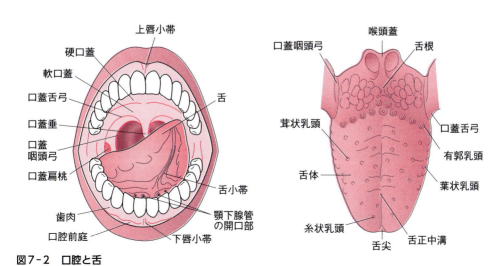

図7-2　口腔と舌

類があり、葉状・有郭両乳頭には味蕾があり、ここに味覚をつかさどる味細胞がある。舌根背面の粘膜には乳頭がなく、リンパ小節の大集団、すなわち舌扁桃がある。扁桃はこのほか舌の基部の両側に口蓋扁桃があり、口のほかには咽頭鼻部の後壁に咽頭扁桃が、側壁に耳管扁桃がある（p.58参照）。

4　歯

上・下顎骨の歯槽突起にある歯槽にはまり込んでいる。外に現れている歯冠・歯肉で囲まれている歯頸・歯槽と結合している歯根に分けられ、エナメル質・セメント質・象牙質から構成され、内部に歯髄があって神経・血管が分布している。数は表7-1、7-2のとおり（表は上顎または下顎どちらかだけの分のみ。上顎も下顎も種類と数は同じ）。

1）乳歯：20本。生後2年までに全部生える。

表7-1　乳歯の種類と数

臼歯	犬歯	切歯	切歯	犬歯	臼歯
2	1	2	2	1	2

2）永久歯：32本。6歳ごろから乳歯が脱落したあとに生え始める。

表7-2　永久歯の種類と数

大臼歯	小臼歯	犬歯	切歯	切歯	犬歯	小臼歯	大臼歯
3	2	1	2	2	1	2	3

5　大唾液腺（大口腔腺）

口腔の粘膜より外に腺組織の塊をなし、唾液を口腔に送り込む腺。

①耳下腺　②顎下腺　③舌下腺の3対があり、プチアリン（アミラーゼ）を主とする酵素を分泌し、炭水化物の分解にあずかる。

なお、小唾液腺（小口腔腺）は粘膜の層に存在する腺体の小さな口唇腺、口蓋腺、頬腺、舌腺のことをいう。

6　咽頭

口腔から続いて、食道に至る部分で、鼻腔から喉頭に至る気道の一部でもある（p.60参照）。

7　食道

咽頭と胃をつなぐ長さ約25cmの管状の器官。第6頸椎の高さに始まり、気管の後ろ、脊柱の前を通って下り、横隔膜を貫いて胃の噴門に達する。

食道の壁は3層の構造をもつ。粘膜は上皮が重層扁平上皮で、粘膜固有層と粘膜下組織との間に粘膜筋板（平滑筋）がある。この筋板はここから肛門まで続いて存在する。筋層は上部1/3が骨格筋、下部1/3が平滑筋で、中央1/3で両筋が次第に入れ替わる。最外層は疎性結合組織の外膜である。

起始部(第6頸椎の高さ、上顎切歯より15cm)、気管分岐部(第4胸椎の高さ、同25cm)、横隔膜貫通部(同40cm)の3カ所に生理的狭窄があり、食物の通過時に広がりにくいところであるとともに、食道がんの好発部位である。

8 胃

1) **位置**：腹腔内、横隔膜直下、正中線よりやや左寄りから下右前方に走る囊状器官。成人で約1,200mLの容量がある。
2) **構造**：食道から続く部を噴門、十二指腸へ続く部を幽門、両部間の両縁を大弯・小弯という。胃底、胃体、幽門部の区別がある(図7-3)。胃壁の上皮は単層円柱上皮、筋層には、内層から斜・輪・縦層の3層が区別される。
3) **作用**：胃腺から胃液を分泌。主細胞はペプシン(正確にはペプシノーゲン)、壁細胞(傍細胞)は塩酸を分泌する。1日1.5〜2.5Lを分泌する。また、胃内の食物を消化液と混和し、十二指腸に送る働き(蠕動運動)がある(ペプシノーゲンは塩酸により活性化されペプシンとなる)。

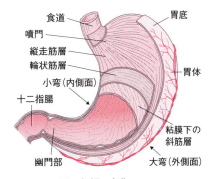

図7-3　胃の各部の名称

9 小腸

幽門から続く管状器官で、長さ6〜7m。十二指腸、空腸、回腸に分けられる。粘膜面に輪状ヒダおよび絨毛があり、絨毛の間に腸腺・十二指腸腺が注ぐ。

＜生理作用＞
1) 消化(十二指腸腺と腸腺から腸液を分泌、十二指腸へ胆汁と膵液が流れ込む)
2) 食物と消化液との混和と運搬(蠕動・分節・振子運動による)
3) 水と分解物その他の栄養物質などの吸収

10 大腸

回腸から続く消化管で、長さ1.5m、太さ5〜8cm。盲腸、結腸、直腸に分けられる。盲腸には虫垂があり、結腸は上行・横行・下行・S状結腸に区別される。輪状ヒダ、絨毛および消化腺は存在しない。結腸と盲腸には、結腸ヒモ、結腸膨起、腹膜垂(結腸表面の結腸ヒモのところから垂れ下がる突起状の脂肪の塊)がある。直腸末端の肛門には平滑筋性の内肛門括約筋と骨格筋性の外肛門括約筋とがあって、排便をがまんできるようになっている。

＜生理作用＞
1) 水分および塩類の吸収。
2) 吸収されなかった物を運び、有形便を形成して排泄する。

11 肝臓

　横隔膜の直下で、腹腔の右上部を占める人体中最大の消化腺（**図7-4**）。重さ約1.2kg。右葉・左葉に分けられ、右葉の下面に尾状葉・方形葉が区別される。肝臓下面中央の肝門からは、固有肝動脈・肝管・門脈が出入りする。この3種の管は肝臓内で一緒に分岐して小葉間動静脈、小葉間胆管となり、小葉内に連絡する。固有肝動脈と門脈を通って肝臓に入った血液は小葉内に入って類洞を経て中心静脈に注ぎ、肝静脈に集まって下大静脈に注ぐ。肝管は肝細胞から分泌された胆汁を集め、肝臓の外で総肝管となり、胆嚢からくる胆嚢管と合して総胆管となる。総胆管は十二指腸に膵管とともに開口する。胆嚢は胆汁の水分を吸収して胆汁を濃縮する（胆石を生じることがある）。

＜生理作用＞

1）胆汁の生成
2）糖原（グリコーゲン）の生成と処分
3）血液凝固（線維素原とプロトロンビンの生成）
4）解毒
5）壊血
6）血液の貯蔵
7）造血
8）尿素・尿酸の生成
9）アルブミン生成

12 膵臓

＜位置および構造＞

　腹腔上部で後壁に付着しており、胃の後ろ下方で腹膜の後方を左に走る（腹膜後器官）。扁平で細長く、ピンク色を呈する。長さ15cm、重さ60～70g。多数の小葉からなり、各小葉には膵液を分泌する腺があって、ここから分泌された膵液は1本の膵管に集まる（**図7-5**）。膵管は総胆管に合流して十二指腸に開口している（膵液の分泌は外分泌）。膵液を分泌する腺組織の間には島（ランゲルハンス島）があり、インスリンとグルカゴンというホルモンを分泌している（p.108参照）。

＜生理的作用＞

1）アルカリ性の消化液（膵液）を十二指腸内に分泌し、3大栄養素の消化を完結する（p.77参照）。
2）島から分泌されるインスリンとグルカゴンによって血液中の糖の量を調節する。

13 実質器官と中空器官

　呼吸器系、消化器系、泌尿器系、生殖器系、内分泌器系で取り扱われる器官を内臓と総称する。構成する系統によって呼吸器、消化器などと分類され、存在する部位によって頭部内臓、頸部内臓、胸部内臓、腹部内臓、骨盤内臓に分類され、また、縦隔内臓、腹膜後臓器と

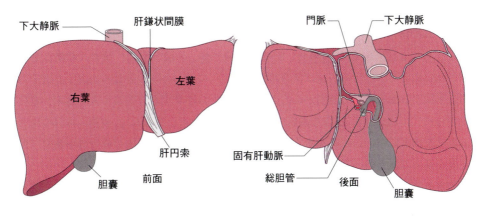

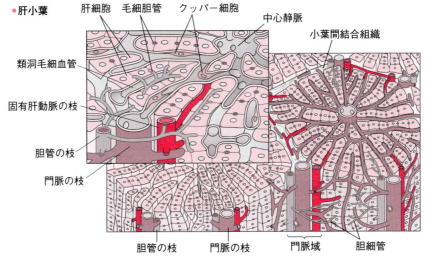

図7-4 肝臓と肝小葉の構造

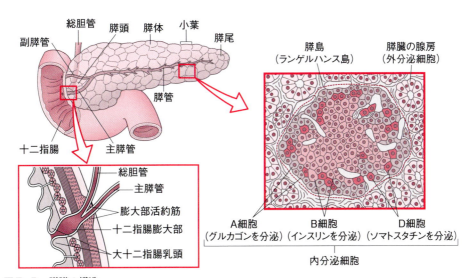

図7-5 膵臓の構造

いった区別もなされる。また、構造によって次の2種類に分類する。

1 実質器官

　それぞれの器官に特有の機能を営む組織からなる実質と、血管、神経を含む結合組織性の支質とからなる(図7-6)。唾液腺、肝臓、膵臓、肺、脾臓、腎臓、精巣、卵巣、甲状腺などがこれにあたる。器官の表面は結合組織性の被膜におおわれ、ところによってはその上をさらに漿膜がおおう。この被膜から内方に葉間または小葉間結合組織が入り込み、実質を葉に、さらに小葉に分ける(小さな器官では葉の区別をせず小葉のみ)。血管、神経の出入りするところを門という。これに属する器官の大部分は腺で、外分泌腺の導管は小葉間・葉間結合組織を通って器官外へ通じる。

腺：一定の物質を皮膚や粘膜の表面に分泌する器官を外分泌腺という。皮膚や中空器官の内表面をおおう粘膜の上皮組織の一部が、下層の結合組織中やさらに遠くにまで入り込んでできたもの。隣接する組織から物質をとり込んで分泌物をつくる。分泌物を送り届けるところまで距離がある場合は導管がある。導管をもつ腺を外分泌腺といい、上記の下線をつけたもののほか汗腺、皮脂腺、涙腺、胃腺、腸腺などもこれに属する。導管をもたず、血液中に分泌物を送り込む腺を内分泌腺という(p.106、図10-1参照)。

2 中空器官

　中空で管状または嚢状をしている器官で、食道・胃・腸などの消化管、喉頭・気管・気管支などの気道、尿管、卵管などがある。管壁は内層から順に次の3層からなる(図7-6)。

粘膜：粘膜上皮(重層扁平上皮、単層円柱上皮など)、粘膜固有層、粘膜筋板(消化管の食道以下にだけ存在)、粘膜下組織(歯肉・硬口蓋粘膜・鼻粘膜など、存在しない部位もある)からなる。

筋層：大部分は平滑筋からなり、一般に内輪・外縦の2筋層からできている。

漿膜(または外膜)：胸腔、腹腔内の器官は、胸膜、心膜、腹膜という漿膜でおおわれるか、そうでなければ漿膜を欠き、結合組織性の外膜でおおわれている。漿膜は器官の外表面をおおい、その自由表面をつくるもの(臓側葉)と体腔の内面をおおうもの(壁側葉)とがあり、この両者はつながっていて、間に漿膜腔(胸膜腔、心膜腔、腹膜腔)がある。漿膜腔は、女性の腹膜腔以外はすべて密閉された腔である。

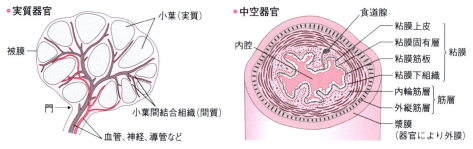

図7-6　実質器官と中空器官

14 腹膜

　腹腔と骨盤腔とにある漿膜で、両腔内器官の表面を直接おおう臓側腹膜と、これから続いて腹壁・骨盤壁の内面をおおう壁側腹膜とからなり、両者の間に腹膜腔があり、漿液を入れていて器官と体壁および各器官相互の間の摩擦を防いでいる。胃、空腸、回腸、虫垂、横行結腸、S状結腸、脾臓、卵巣、卵管は、臓側腹膜によってほぼ全面が包まれ、わずかに2枚の腹膜からなる間膜で体壁またはほかの器官と結びついているにすぎない。間膜の中に体壁と器官を連絡する血管や神経などが通っている。盲腸、上行結腸、下行結腸、直腸、肝臓、精巣、子宮、膀胱などはその一部が腹膜を欠き、その部で体壁と癒着している。十二指腸、膵臓、腎臓、副腎、尿管、大動脈、大静脈などは、後腹壁の腹膜の後方にあるので腹膜後器官（内臓は腹膜後臓器とも）とよばれる（図7-7）。

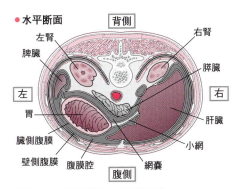

図7-7　腹膜（腹の水平断図で）

15 消化管の運動

1) **咀嚼と嚥下**：咀嚼運動は主として三叉神経の第3枝である下顎神経と頸神経との働きで意識的に行なわれ、嚥下運動は延髄の嚥下中枢に支配されて無意識的に行なわれる（p.115、121参照）。
2) **蠕動運動**：平滑筋の自動能による。自律神経の働きで調節（交感神経で抑制。副交感神経で促進）される。
3) **分節運動**：小腸と大腸で行なわれる。腸管に起こる輪状収縮。消化液との混和の作用。
4) **振子運動**：小腸で行なわれる。腸管に起こる縦方向の伸縮。混和の作用。
5) **排便**：直腸内に糞便がたまると、脊髄の排便中枢が刺激されて排便が行なわれる。

16 化学的消化

　消化酵素による加水分解で行なわれる。
1) **唾液**：pH6.4～7.0、1日の分泌量1,000～1,500mL（唾液分泌中枢は延髄にある）
　　プチアリン：デンプン→麦芽糖（マルトースともいう）
2) **胃液**：pH約1（胃内容物のため、胃中pHは1.5～2.5）、1日の分泌量1.5～2.5L
　　ペプシン：タンパク質（蛋白質）→プロテオース、ペプトン（主細胞から分泌されるのはペプシノーゲン、塩酸で活性化されてペプシンとなる）
　　リパーゼ：脂肪→脂肪酸＋グリセリン　ただしほとんど働かず。
　　塩酸：殺菌作用、ペプシノーゲン活性化壁細胞（傍細胞）から分泌される。食物を見たり、口に入れたりすると分泌される。また、食物が幽門部を刺激すると出るホルモン（ガストリン）で分泌が起こる〕。

第7章　消化器系

3）**膵液**：pH 7 〜 8、1日の分泌量0.5〜1 L

膵液は、十二指腸壁が酸性物質に触れると分泌されるセクレチンなどのホルモンによる
ほか、神経性の分泌もあるといわれる。

トリプシン、キモトリプシン：タンパク質→ペプトン、アミノ酸

ステアプシン(膵リパーゼ)：脂肪→脂肪酸＋グリセリン

膵アミラーゼ：デンプン→デキストリン、マルトース(麦芽糖)

4）**胆汁**：1日の分泌量500〜1,000mL

脂肪の消化・吸収を助ける(脂肪の乳化)。消化酵素はない。

5）**腸液**：1日の分泌量1.5〜3.0L

エレプシン：ペプトン→アミノ酸

腸リパーゼ：脂肪→脂肪酸＋グリセリン

マルターゼ：マルトース(麦芽糖)→ブドウ糖(グルコースともいう)

スクラーゼ：ショ糖→ブドウ糖、果糖

ラクターゼ：乳糖→ブドウ糖、ガラクトース、乳児のみ

17 吸収

消化された栄養素の90％以上は小腸から吸収される。消化管の各部分では、それぞれ物質が吸収される。

1）**口腔粘膜**：ある種の物質

2）**胃**：アルコール、炭酸水、その他ある種の物質

3）**小腸**：水溶性の、ブドウ糖、アミノ酸、塩類、水溶性ビタミン、および水(腸絨毛の毛細血管を経て門脈を通り肝臓に運ばれる)

：脂肪酸、グリセリン、その他脂溶性のビタミンなどの物質(腸絨毛の中心乳ビ管→リンパ管→腸リンパ本幹→胸管の順に運ばれる)

4）**大腸**：水分、塩分(肛門坐薬の成分なども)

18 栄養素

1 栄養素

食物の中に含まれていて、生命現象を維持するのに必要な成分をいう。

1）**糖　　質**

2）**脂　　肪**　　3大栄養素

3）**タンパク質**

4）**無機塩類**

5）**ビタミン**

タンパク質は生体を構成する最も重要な物質で、アミノ酸が多数結合している。生体には20種類のアミノ酸が存在する。そのうち、ロイシン、イソロイシン、バリン、スレオニン、メチオニン、フェニルアラニン、トリプトファン、リジン、ヒスチジンの9種は体内で合成

されないから、食物としてとり入れなければならない。これらを**必須アミノ酸**という。

2 栄養素のカロリー

糖　　　質 1 g：4.1kcal

脂　　　肪 1 g：9.3kcal

タンパク質 1 g：4.1kcal

19 ビタミン

　人体の諸機能を化学的に調節するもののうち、体内でつくられないものをビタミン、つくられるものをホルモンという。いずれもきわめて微量でよい。

　ある種のビタミンは、そのものを直接摂取しなくても、それに化学構造が近い物質を摂取すれば、体内でビタミンに変化する。そのような物質をプロビタミンという。

1）**脂溶性ビタミン**：脂肪とともにリンパ管内に吸収される。

　ビタミンA：視力、骨の成長に関係する。欠乏すると、夜盲症、角膜乾燥症、小児の成長障害、栄養不良を起こす。カロチンがこのプロビタミン。

　ビタミンD：リン酸カルシウムの蓄積に関係する。欠乏すると、くる病、骨軟化症となる。プロビタミン→エルゴステリン。紫外線の照射により皮膚中のデヒドロコレステリンもプロビタミンとしての働きをもつ。

　ビタミンE：細胞分裂・増殖に関係あり。欠乏すると精子の形成が阻害され、流産が起こりやすくなる。

　ビタミンK：プロトロンビン形成に関係する。欠乏すると血液の凝固が遅くなる。出血傾向。

2）**水溶性ビタミン**：毛細血管内に吸収される。

　ビタミンB_1（チアミン）：糖分の新陳代謝に関係し、重要。欠乏すると脚気の原因となる。

　ビタミンB_2（リボフラビン）：糖、アミノ酸の新陳代謝に関係する。成長促進因子ともいう。欠乏すると、発育不全、口内炎などを起こす。

　ビタミンB_6（ピリドキシン、ピリドキサール、ピリドキサミン）：アミノ酸の新陳代謝に関係する。

　ビタミンB_{12}（シアノコバラミン）：造血機能に関係する。欠乏すると貧血を起こす。

　ナイアシン（ニコチン酸）：酸化作用に関係する。欠乏するとペラグラ（皮膚炎）を起こす。

　葉酸（ビタミンB_9、ビタミンM）：造血機能に関係する。欠乏すると貧血を起こす。

　ビタミンC（アスコルビン酸）：酸化還元に関係する。欠乏すると壊血病になる。

　パントテン酸：TCA回路や脂質代謝に関係する。欠乏すると成長停止、副腎障害、手足のしびれなどを起こす。

　ビオチン：脂肪酸合成や糖新生、エネルギー代謝などに関係する。欠乏すると食欲不振、吐き気、悪心、筋肉痛などを起こす。

第7章　消化器系

20 物質代謝

　体外から物質を体内にとり入れ、細胞の新生や補充にあてる同化作用と、これらの物質を酸化して分解させ、エネルギーをとり出す異化作用の両方、すなわち、体内における物質の交代のことをいう。新陳代謝ともいう。

21 基礎代謝

　仕事もせず、食事もとらず、静かに仰臥した状態で、呼吸・循環・体温保持など生命を維持するのに必要な最小限度の物質代謝をいう。朝の空腹時に20℃の部屋で寝かせ、心身を安静にさせて、消費した酸素の量から1時間に発生する熱量を計算して出す。日本人の成人男女の1日の基礎代謝量は、1,200～1,500kcalである。そのうちの約2/3は骨格筋で、残りの1/3が内臓（とくに肝臓）で消費される。1日のエネルギー所要量は、軽い仕事のときに2,000～2,500kcalである（重労働者で3,000～4,000kcal）。

練習問題

1▶▶　歯の発生について、正しいものはどれか1つ選びなさい。

　1．乳歯は、生後12か月頃から生え始める。

　2．永久歯は、12～17歳頃から乳歯の脱落に伴いしだいに生え替わる。

　3．乳歯は、上顎10本、下顎10本の合計20本で生えそろう。

　4．永久歯は、上顎14本、下顎16本の合計30本である。

✔CHECK

2▶▶　次のうち、誤っているものはどれか1つ選びなさい。

　1．エナメル質は、歯冠の表面をおおっている組織である。

　2．象牙質は、歯冠から歯根にかけて歯の大部分を形成している組織である。

　3．セメント質は、歯根の象牙質表面をおおう歯のなかで最も硬い組織である。

　4．歯髄は、歯の中央部にある歯髄腔を満たす結合組織である。

✔CHECK

3 ▶▶　消化器系について、誤っているものはどれか1つ選びなさい。

1．胃から十二指腸への移行部を幽門という。

2．食道に入った固形物は蠕動運動によって胃に達する。

3．胃液の分泌に、ガストリンが関与する。

4．消化管で吸収される水の95％は大腸で吸収される。

CHECK

---

4 ▶▶　次の組み合わせのうち、誤っているものはどれか1つ選びなさい。

1．唾液 ── プチアリン ── デンプン

2．胃液 ── ペプシン ── タンパク質

3．膵液 ── リパーゼ ── 脂肪

4．腸液 ── マルターゼ ── ポリペプチド

CHECK

---

5 ▶▶　消化管について、誤っているものはどれか1つ選びなさい。

1．消化管は、口腔、咽頭、食道、胃、空腸、回腸、十二指腸、上行結腸、横行結腸、下行結腸、Ｓ状結腸、直腸の順になっている。

2．胃粘膜には、ペプシノーゲンを分泌する主細胞、塩酸を分泌する壁細胞(傍細胞)、粘液を分泌する副細胞(頸粘液細胞)がある。

3．小腸には無数の絨毛と輪状ヒダがある。

4．大腸は小腸より太く、約1.6mの長さがある。

CHECK

---

6 ▶▶　胃の部分で、第1腰椎右前に位置するものはどれか1つ選びなさい。

1．胃底

2．噴門

3．幽門

4．小弯

CHECK

---

7 ▶▶　小腸について、誤っているものはどれか1つ選びなさい。

1．長さ6～7mの消化管である。

2．十二指腸は、12横指、約25cmの長さである。

3．粘膜面には輪状のヒダがあり、ビロードのような小突起が無数にある。

4．十二指腸以下の小腸の上半を回腸、下半を空腸とよぶ。

CHECK

第7章　消化器系

8 ▶▶　消化器系に関する記述として、誤っているものはどれか１つ選びなさい。

1．食道には生理的狭窄部が３か所ある。

2．胃粘膜は単層円柱上皮である。

3．大腸には輪状ヒダがある。

4．内肛門括約筋は平滑筋である。

CHECK ☐☐☐

9 ▶▶　次のうち、正しいものはどれか１つ選びなさい。

1．胃液は炭酸を多く含む弱酸性の無色透明の消化液である。

2．消化された食物の栄養素の90％以上が大腸から吸収される。

3．肝臓は腹腔の左上部で横隔膜の直下にある。

4．体内で合成されず、食物から取り入れなければならないアミノ酸を必須アミノ酸という。

CHECK ☐☐☐

10 ▶▶　胃の分泌腺について、正しい組み合わせはどれか１つ選びなさい。

1．主細胞 ──────── 粘液

2．壁細胞 ──────── 塩酸

3．副細胞 ──────── ペプシノーゲン

4．リンパ節細胞 ── ガストリン

CHECK ☐☐☐

11 ▶▶　次の組み合わせのうち、誤っているものはどれか１つ選びなさい。

1．トリプシン ─── タンパク分解

2．ステアプシン ── 脂肪分解

3．ビリルビン ─── コレステロール分解

4．アミロプシン ── 糖質分解

CHECK ☐☐☐

12 ▶▶　次のうち、誤っているものはどれか１つ選びなさい。

1．盲腸（虫垂も含む）、結腸および直腸は大腸を構成する。

2．胃液は酸性であるが、膵臓から分泌される膵液はアルカリ性である。

3．消化管での食塊の移送は蠕動運動によって行なわれる。

4．肝臓は横隔膜の直下にあって、左上腹部を占める大きな消化器官である。

CHECK ☐☐☐

13 ▶▶ 次のうち、正しいものはどれか１つ選びなさい。

1．肝臓は、タンパク分解酵素を分泌して消化を助ける。

2．肝臓は、ブドウ糖をグリコゲンとして貯蔵する働きがある。

3．肝臓には、ランゲルハンス島というインスリンを分泌する組織が散在する。

4．肝臓の左葉の下面にある胆嚢は、胆汁を濃縮する作用がある。

CHECK

14 ▶▶ 肝臓の働きについて、誤っているものはどれか１つ選びなさい。

1．胆汁の生成

2．グリコーゲンの貯蔵と分解

3．血液凝固因子の生成

4．水、電解質の再吸収

CHECK

15 ▶▶ 次のうち、誤っているものはどれか１つ選びなさい。

1．胆嚢は胆汁を濃縮する機能をもつ臓器であるが、胆汁を分泌する機能はもたない。

2．三大栄養素であるタンパク質はアミノ酸、脂肪は脂肪酸とグリセリン、糖質は単糖類にまで分解されて、腸管から吸収される。

3．小腸は自律神経の支配を受け、交感神経は促進的に働き、副交感神経は抑制的に働く。

4．肝臓の特徴は大きな予備能力と再生能力にある。肝臓の２/３を切除しても肝臓の機能は健全に営まれる。

CHECK

16 ▶▶ 膵管と合流して十二指腸乳頭に開口するものはどれか１つ選びなさい。

1．肝管

2．総肝管

3．胆嚢管

4．総胆管

CHECK

17 ▶▶ 次のうち、正しいものの組み合わせはどれか１つ選びなさい。

a．肝臓は糖をグリコーゲンとして貯蔵し、必要な場合には分解して糖に変える。

b．膵臓は膵液を分泌する外分泌腺と、インスリンなどを分泌する内分泌腺がある。

c．主膵管と総胆管はファーター乳頭部で十二指腸に別々に開口する。

d．膵臓は腹膜器官であるが、十二指腸は胃や大腸と同様に腹膜腔にある。

1.(a、b)　2.(b、c)　3.(c、d)　4.(b、d)

CHECK

第7章　消化器系

18 ▶▶ 膵液に関する記述として、正しいものはどれか1つ選びなさい。

1．迷走神経が刺激されると膵液の分泌が抑制される。
2．膵液は酸性である。
3．膵液は糖質分解酵素を含まない。
4．セクレチンは膵液の分泌量を増加させる。

19 ▶▶ 次のうち、誤った記述はどれか1つ選びなさい。

1．歯冠の表面は象牙質でおおわれている。
2．歯根の表面はセメント質でおおわれている。
3．歯頸は歯冠と歯根の境のくびれた部分である。
4．歯冠から歯根にかけての内部に歯髄腔がある。

20 ▶▶ 次のうち、誤っているものはどれか1つ選びなさい。

1．葉状乳頭以外の乳頭には、味を感じる味蕾がある。
2．胃腺は主細胞、壁細胞、副細胞からなり、ペプシンは主細胞から、塩酸は壁細胞から、分泌される。
3．中に脂肪組織を入れている腹膜垂は、小腸にはない。
4．総胆管は十二指腸開口部近くで膵管と合流し、大十二指腸乳頭に開口する。

21 ▶▶ 消化管に関する記述で、誤っているものはどれか1つ選びなさい。

1．食道には、生理的狭窄部が2か所ある。
2．胃は、横隔膜直下で正中線よりやや左寄りにある。
3．空腸と回腸は、腸間膜を介して後腹壁に固定されているので、運動性が大である。
4．大腸では、横行結腸とS状結腸だけに間膜がある。

22 ▶▶ 次のうち、筋組織が平滑筋だけからなっているものはどれか1つ選びなさい。

1．舌
2．食道上部
3．食道下部
4．心臓

23 ▶▶ 次のうち、食道の生理的狭窄部でないものはどれか１つ選びなさい。

1．食道の上端

2．胸腺の高さ

3．気管分岐部

4．横隔膜の食道裂孔を通る部分

CHECK ☐☐☐

24 ▶▶ 消化された食物の栄養素の90％以上は小腸から吸収される。次の分は、各栄養素が身体のなかに取り込まれる様子について述べたものである。内容の適切でないものはどれか１つ選びなさい。

1．糖質はブドウ糖、果糖、ガラクトースなどに分解されて吸収され、門脈に入る。

2．タンパク質はアミノ酸に分解されて吸収され、門脈に入る。

3．脂肪は脂肪酸とグリセリンに分解されて吸収され、胸管に入る。

4．ビタミンA・B・C・Dは、そのまま吸収され、門脈に入る。

CHECK ☐☐☐

25 ▶▶ 次のうち、小腸に関するもののみの組み合わせはどれか１つ選びなさい。

a．全長が６～７mの管状の消化管である。

b．全長が150cmくらいで径が５～８cmくらいの管状の消化管である。

c．純漿液性消化液の分泌を行なう。

d．この消化管の上部は横紋筋であるが、下部は平滑筋である。

e．粘膜表面には多数の絨毛がある。

f．この消化管の内面には多数の輪状ヒダがある。

1.(a、b、c)　2.(b、c、d)　3.(d、e、f)　4.(a、e、f)

CHECK ☐☐☐

26 ▶▶ 次のうち、肝臓の機能を記載したもののみの組み合わせはどれか１つ選びなさい。

a．胆汁を貯蔵する。

b．グルコースを吸収して、グリコーゲンにして貯蔵する。

c．タンパク分解酵素を分泌して消化を助ける。

d．血液の凝固に必要なフィブリノーゲンとプロトロンビンをつくる。

e．血漿アルブミンを生成する。

f．血液の貯蔵所である。出血に際してここから血液が動員される。

1.(a、b、c)　2.(b、c、d)　3.(d、e、f)　4.(a、e、f)

CHECK ☐☐☐

第7章　消化器系

27 ▶▶ 胆汁が十二指腸に注がれるのを促進する物質はどれか1つ選びなさい。

1．エレプシン

2．コレシストキニン

3．セクレチン

4．エンテロガストロン

CHECK ☐ ☐ ☐

28 ▶▶ 次のうち、誤っているものはどれか1つ選びなさい。

1．唾液は1日の分泌量が1〜1.5Lであり、含んでいるプチアリンの働きで、デンプンをブドウ糖にまで分解する。

2．胃液は1日に1.5〜2.5L分泌され、ペプシンと塩酸を含んでいてタンパク質をペプトンにまで分解する。

3．膵液は1日に0.5〜1L分泌され、トリプシノーゲンを含む。これはエンテロキナーゼによってトリプシンになり、胃液により分解されたタンパク質をさらに分解する。

4．胆汁は1日の分泌量が0.5〜1Lであり、これに含まれる胆汁酸は脂肪の消化に関係する。

CHECK ☐ ☐ ☐

29 ▶▶ 次のうち、誤っているものはどれか1つ選びなさい。

1．乳歯は、生後7か月頃から生え始め、生後5年までに全部生える。

2．乳歯は、切歯が8本、犬歯が4本、臼歯が8本の合計20本である。

3．永久歯は6〜7歳ごろから、乳歯の脱落したあとに、順を追って生える。

4．永久歯は、切歯8本、犬歯4本、小臼歯8本、大臼歯12本の合計32本である。

CHECK ☐ ☐ ☐

30 ▶▶ 次のうち、正しいものはどれか1つ選びなさい。

1．胃の食道側を噴門といい、その左上方に膨出している部分を大弯という。

2．胃の粘膜の上皮は、単層円柱上皮でできている。

3．胃液の塩酸を分泌するのは、副細胞である。

4．胃液は弱酸性の黄色い透明な液である。

CHECK ☐ ☐ ☐

31 ▶▶ 次のうち、誤っているものはどれか1つ選びなさい。

1．肝臓は腹腔の右上部を占めている大きな器官であり、その重さは約1.2kgある。

2．腹腔内で左上腹部、胃の左後方にあるのは脾臓である。

3．食道は縦隔の後部にあり、気管の後ろを走行している。

4．胆嚢は、肝臓左葉の下面にあるくぼみに付着している。

✓ CHECK ☐☐☐

32 ▶▶ 次のうち、正しいものはどれか1つ選びなさい。

1．口腔には大小の唾液腺が注いでおり、耳下腺と顎下腺と舌下腺は小唾液腺である。

2．唾液腺はプチアリンを、胃腺はトリプシンを、腸腺はステアプシンを分泌する。

3．胆汁は脂肪の消化を助けるが、消化酵素を含んでいない。脂肪を乳化させる作用がある。

4．胃の機能を調節している自律神経のうち、副交感神経である迷走神経は、胃液の分泌を抑制して胃の動きを静める。

✓ CHECK ☐☐☐

33 ▶▶ 次のうち、誤っているものはどれか1つ選びなさい。

1．ビタミンはホルモンと同様に人体の諸機能を調節するが、必要に応じて体内でつくられる。

2．ニンジンや緑葉に含まれるカロチンは、動物体内でビタミンAに変化する。

3．ビタミンB_{12}の欠乏は悪性貧血を起こす。

4．ビタミンDは腸におけるカルシウムの吸収を促し、骨への沈着を容易にする作用がある。

✓ CHECK ☐☐☐

34 ▶▶ 次のうち、正しいものはどれか1つ選びなさい。

1．総肝管は胆嚢管と合して総胆管となり、十二指腸乳頭に開口する。

2．十二指腸下行部の内面に、総胆管と膵管の開口部がそれぞれ近接して2か所で開いており、これらを乳頭という。

3．胆汁は肝臓から分泌され、脂肪の消化を助ける消化酵素を含んでいる。

4．胆汁は肝臓から1日に50〜80mL分泌され、いったん胆嚢に蓄えられ、必要なときに胆嚢が収縮して十二指腸に送られる。

✓ CHECK ☐☐☐

第7章　消化器系

35▶▶ 次のうち、誤っているものはどれか1つ選びなさい。

1．腸壁から吸収されたブドウ糖は門脈を経て肝臓に入り、そこでその一部はグリコーゲンにされて蓄えられる。

2．腸壁から吸収された栄養分のうち、タンパク質は門脈によって肝臓へ運ばれる。

3．腸壁から吸収された栄養分のうち脂肪は胸管によって静脈角に注ぎ、血液に含まれて全身へ運ばれる。

4．腸壁から吸収されたビタミンは、すべて門脈によって肝臓に運ばれる。

✅CHECK ☐☐☐

36▶▶ 基礎代謝について、誤っているものはどれか1つ選びなさい。

1．基礎代謝は、体表面積に最もよく比例する。

2．基礎代謝は、加齢とともに高くなる。

3．基礎代謝量は、男性のほうが女性より多い。

4．日本人成人の基礎代謝量は、1日に1,200〜1,500kcalである。

✅CHECK ☐☐☐

37▶▶ 次のうち、誤っているものはどれか1つ選びなさい。

1．糖質1gの熱量は4kcalである。

2．タンパク質1gが体内で燃焼（酸化）するとき、4.1kcalの熱量を生ずる。

3．脂肪1gの熱量は9.3kcalである。

4．糖質、タンパク質および脂質は、体内で燃焼すると熱量を生ずる。成人が軽い仕事をするには、1日1,200〜1,500kcalが必要である。

✅CHECK ☐☐☐

38▶▶ 次のうち、誤っているものはどれか1つ選びなさい。

1．脂溶性ビタミンには、ビタミンAのほかにビタミンDやKなどがある。

2．ビタミンAは、肝油やバターや卵黄などに多く含まれている。

3．ビタミンB_2は穀物、豆類などに含まれ、米では胚芽に多い。

4．ミネラルやビタミンは、それ自体エネルギー源とはならないが、生体の機能を円滑にするために必要な微量栄養素である。

✅CHECK ☐☐☐

39 ▶▶ 次のうち、誤っているものはどれか1つ選びなさい。

1．大腸は盲腸、結腸、直腸からなる。
2．虫垂は回腸の末端にあって、炎症を起こしやすい。
3．結腸は上行・横行・下行・S状結腸に区分され、S状結腸は便をためておくところである。
4．結腸表面には縦に走る3条の外縦走筋からなる結腸ヒモがあり、大網ヒモ、間膜ヒモ、自由ヒモという。

40 ▶▶ 次のうち、誤っているものはどれか1つ選びなさい。

1．大腸は盲腸から肛門に至るまで、長さ約1.5m、直径約6cmの管状の器官である。
2．大腸からは少量の弱アルカリ性の大腸粘膜が分泌されるが、消化酵素は含まれていない。
3．大腸で吸収されるのは、主にタンパク質の分解産物である。
4．大腸では、主として水分が吸収される。

41 ▶▶ 次の組み合わせのうち、誤っているものはどれか1つ選びなさい。

1．ビタミンA ── 夜盲症
2．ビタミンB_2 ── 神経炎
3．ナイアシン ── ペラグラ
4．ビタミンD ── くる病

42 ▶▶ 次の組み合わせのうち、誤っているものはどれか1つ選びなさい。

1．ビタミンB_1 ── 脚気
2．ビタミンC ── 壊血病
3．ビタミンB_{12} ── 皮膚炎
4．ビタミンK ── 血液凝固時間の遅延

43 ▶▶ 次のうち、正しいものはどれか1つ選びなさい。

1．セクレチンは胃から血中に分泌され、腸液の分泌を促す。
2．リパーゼは糖質を分解する酵素である。
3．デンプンはトリプシンによって麦芽糖にまで分解される。
4．脂肪はステアプシンによってグリセリンと脂肪酸に分解される。

第8章

泌尿器系

学習のポイント

1. 排泄とは？
2. 泌尿器系とは？
3. 腎臓の位置と構造は？
4. 尿生成のしくみは？

1 排泄とは

　体内で異化作用の結果生じた老廃物は、体内に蓄積されることによって有害な結果を生ずる。これらの老廃物を体外に捨てる働きを排泄という。

1）体内への排出（結局は体外へ捨てることになる）

　肝臓—赤血球の破壊とヘモグロビン分解物（胆汁色素）の腸内排泄。

2）体外への排泄

　①消化器系（腸管より糞便として）

　②泌尿器系（尿素、尿酸、クレアチニンなどを血液中から濾過して集め、尿として）

　③呼吸器系（CO_2、H_2Oなどを呼気として）

　④皮膚（H_2Oの蒸発および汗として）

2 泌尿器系

　左右の腎臓→左右の尿管→膀胱→尿道

3 腎臓

　1対の暗赤褐色、そら豆形の実質器官で、大きさは、長さ約10cm、幅5cm、厚さ3〜4cm、重さ120〜130g。内側縁の凹部を腎門といい、腎動脈、腎静脈、尿管、神経、リンパ管が出入りする。

1 位置

　脊柱の両側に1個ずつ、第12胸椎から第3腰椎の高さにある**腹膜後器官**である（**図8-1**）。

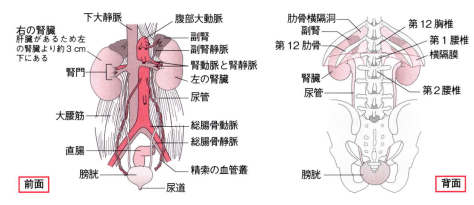

図8-1　腎臓の位置

2 構造

　表面を薄い結合組織の被膜でおおわれ、さらにその外は副腎とともに厚い脂肪被膜でおおわれている。実質は外層の皮質と内層の髄質からなる（図8-2）。皮質には1個の腎臓に約100万個の腎小体がある。髄質は十数個の腎錐体をなし、その中に腎小体からきた尿細管とこれに続く集合管が走る。腎錐体の先端を腎乳頭といい、腎杯によって鞘状に取り巻かれている。腎杯は合流して腎盂（腎盤）をなし、これは細くなって尿管となり、腎門から内側下方に出る。

3 腎単位（ネフロン）

　腎小体と尿細管を合わせていう（図8-3）。腎臓の最も主要な部分で、血液中から老廃物を濾過し、必要な物質を種々の割合で再吸収する。尿細管は集合管に集まり、腎乳頭で腎杯に開口している。腎杯以下を尿路という。

1) **腎小体（マルピギー小体）**：腎臓の皮質中に1個の腎臓につき約100万個ある。糸球体と糸球体嚢（ボウマン嚢）からなり、糸球体内の血液から、血球およびタンパク質を除く成分が血圧によって濾過され、糸球体嚢に押し出される。
2) **尿細管**：糸球体嚢に押し出された原尿は、尿細管を通るときに身体に必要な成分（水、塩類や糖）が管壁から血液中に再吸収される。

　糸球体嚢に続く尿細管は、複雑に曲がりくねった近位曲尿細管とよばれる部分をつくった後、直尿細管となっていったん髄質に入り、皮質に戻る。この往復の部分をヘンレループ〔ヘンレ係蹄（わな）〕という。皮質内で再び遠位曲尿細管をつくった後、集合管に合流する。集合管は髄質を通って腎乳頭の先端に開口する。

4 尿管

　左右に1本ずつあって対をなしている。腎臓の腎盂から続き、膀胱までの長さ25〜30cm、直径5mmの管。腹膜後器官で、蠕動によって尿を運ぶ。

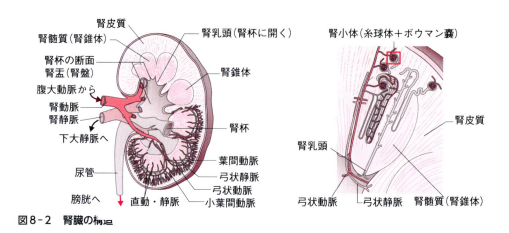

図8-2 腎臓の構造

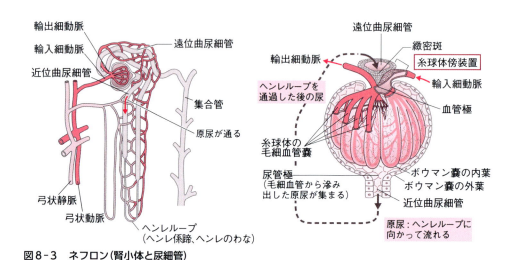

図8-3 ネフロン（腎小体と尿細管）

5 膀胱

骨盤内で恥骨のすぐ後ろにある1個の筋性の囊状器官で、男子では直腸の前、女子では子宮および腟の前（膀胱子宮窩の前）にある。容量約500mL。尿道の始まりを囲んで、膀胱の筋層内に平滑筋性の膀胱括約筋がある。

6 尿道

膀胱内の尿を体外に排出する1本の管状器官で、男女によって異なる。ともに骨盤下口を閉じる骨格筋の隔膜を貫くところで、骨格筋性の尿道括約筋で囲まれており、排尿をがまんできるようになっている。

男性：全長16〜18cm。膀胱を出て前立腺を貫き、ここで1対の射精管が合流する。陰茎中の尿道海綿体に入って前方に曲がり、この海綿体の中を走って陰茎亀頭先端の外尿道口に開口する（男性では生殖器官を兼ねることに注意）。

女性：全長 3 〜 4 cm と短い。膀胱を出て腟の前壁の前を直線的に下る。腟前庭で外尿道口に開口する。

7 尿の生成と排泄

1 尿の性状

　成人 1 日の尿量は 1 〜1.5L。毎日の尿量が 2 L 以上の場合を多尿、0.5L 以下の場合を乏尿という。尿分泌の全くない場合を無尿、尿生成があっても膀胱から排尿できない状態を尿閉、排尿回数が 1 日10回以上の場合を頻尿という。

色：淡黄色

比重：1.015〜1.030

pH：4.5〜8.0

浸透圧：血漿の 2 〜 9 倍

固形成分：水95％に対し 5 ％（尿素、クレアチニン、尿酸、NaClなど）

2 尿の生成

　腎臓中の腎単位（ネフロン）でつくられる。腎小体の中を流れる血液から濾過される原尿の量は 1 日160〜180Lにもなるが、尿細管を通る間に必要物質が再吸収され、最終的には 1 〜1.5Lに濃縮される。原尿中の水はほぼ99％が再吸収される（再吸収されない物質は100倍に濃縮される：尿路結石を生じることがある）。ブドウ糖の血中濃度が正常血糖値（100mg/dL）を超えて、160〜200mg/dLになると、尿中に排泄されて糖尿となる。

3 排尿

　膀胱壁は 3 層の平滑筋でできているが、尿量が200〜400mLに達すると内圧が高まり、尿意を感ずる。尿量が600〜800mLになると下腹痛が起こる。尿意があるとき、大脳の働きで意識的に排尿を抑制することができる。大脳の抑制がとれると、中枢を脊髄（仙髄）にもつ排尿反射が起こり、膀胱壁の平滑筋が収縮し（副交感神経）、膀胱括約筋がゆるみ排尿が起こる。交感神経が興奮すれば反対の効果が起こる。排尿反射を随意的に抑制できない状態では尿失禁を起こす。

第8章　泌尿器系

第8章　泌尿器系

練習問題

1 ▶▶ 次のうち、正しいものはどれか1つ選びなさい。

1．尿路とは腎杯、腎盂、尿管、膀胱までであって、尿道は生殖器の一部である。
2．腎臓は第12胸椎から第3腰椎の高さにあり、左腎が右腎よりやや高い腹膜後器官である。
3．腎臓は皮質と髄質とからなり、髄質には多くの腎小体がある。
4．皮質は血管に富み、10数個の腎錐体からなる。

CHECK □ □ □

2 ▶▶ 次のうち、正しいものはどれか1つ選びなさい。

1．髄質は、数百個の腎錐体からなる。
2．尿細管では老廃物が排泄され、再吸収は尿管で行なわれる。
3．腎単位（ネフロン）とは、腎小体と尿細管を合わせたものをいう。
4．糸球体を流れる血漿の量を腎血漿流量（RPF）といい、正常値は約100～130mL/分、1日約170Lである。

CHECK □ □ □

3 ▶▶ 次のうち、正しいものはどれか1つ選びなさい。

1．腎臓から尿管に移る部分は扇状に広がり腎盂とよばれる。
2．腎盂から膀胱までの尿管のうち、細くなっている部分を尿細管という。
3．腎盂に始まり尿を膀胱に導く管を尿道という。
4．膀胱は恥骨の後ろにあり、尿生成の器官である。

CHECK □ □ □

4 ▶▶ 次のうち、誤っているものはどれか1つ選びなさい。

1．尿管は腎門を出た後、左右のものがしだいに接近して腹膜外で後腹壁を下がり、膀胱底に別々に開口する。
2．女性の場合、膀胱は子宮と直腸の間に位置している。
3．膀胱は3層の平滑筋からできている。
4．尿管は腎盂に続く細長い管で、長さ約26cm。膀胱底に左右別々に開く。

CHECK □ □ □

94

5 ▶▶ 次のうち、正しいものの組み合わせはどれか 1 つ選びなさい。

a．副腎（腎上体）は腎臓の髄質にある。

b．尿は70％が水で、30％が固形成分である。

c．成分 1 日の尿量は約 1 ～1.5L である。 1 日の尿量が2.5L以上を多尿、0.4L以下の場合を乏尿という。

d．成人の 1 日の尿量は約 1 ～1.5L で、比重1.015～1.030、pH 5 ～ 8 でありウロクロームという色素によって黄色を呈する。

1.(a、b)　2.(a、c)　3.(b、c)　4.(c、d)

✔CHECK

6 ▶▶ 次のうち、ネフロンでの再吸収に関係しないものはどれか 1 つ選びなさい。

1．遠位尿細管

2．ヘンレループ〔ヘンレ係蹄（わな）〕

3．糸球体

4．近位尿細管

✔CHECK

7 ▶▶ 次の組み合わせのうち誤っているものはどれか 1 つ選びなさい。

1．尿失禁 ——— 脊髄損傷

2．尿細管 ——— ブドウ糖再吸収

3．腎臓 ———— 腹腔内臓器

4．男性尿道 —— 陰茎海綿体

✔CHECK

8 ▶▶ 尿について、正しいものの組み合わせはどれか 1 つ選びなさい。

a． 1 日尿量　1,000～1,500mL

b．比重　1.015～1.025

c．糖およびタンパク（－）

d．血球成分（－）

1.(すべて)　2.(a、b)　3.(b、c)　4.(c、d)

✔CHECK

9 ▶▶ 次の組み合わせで、誤っているものはどれか 1 つ選びなさい。

1．膀胱内尿量、200～400mL —— 尿意

2．膀胱内尿量、600～800mL —— 下腹痛

3．排尿反射の中枢 ————— 胸髄

4．排尿 ——————— 意識的に大脳の抑制をとる

✔CHECK

第8章　泌尿器系

10▶▶ 泌尿器系について、次のうち正しいものはどれか1つ選びなさい。

1．腎臓は脊柱の両側の腹膜の後ろにあり、左腎のほうが右腎より低い。

2．腎臓の機能単位は腎単位（ネフロン）とよばれ、腎小体と尿細管および尿管からなっている。

3．糸球体の毛細血管から濾過された液体成分のうち、塩類、糖分、水分などが尿細管で再吸収される。

4．膀胱は腎臓で生成された尿を蓄える筋性の嚢で、容量は1,000mLである。

CHECK ☐☐☐

11▶▶ 尿が生成・排泄されるまでの順序で、正しいものはどれか1つ選びなさい。

1．糸球体→尿細管→腎盂→腎杯

2．尿細管→集合管→腎乳頭→腎盂

3．腎盂→尿道→尿管→内尿道口

4．尿管→膀胱→尿道→内尿道口

CHECK ☐☐☐

12▶▶ 次のうち、誤っているものはどれか1つ選びなさい。

1．腎小体と尿細管を合わせたものをネフロンという。

2．腎小体で血液が濾過され、1日に約160Lの原尿がつくられる。

3．原尿は尿細管で再吸収、分泌され、1日1～1.5Lの尿量となる。

4．ブドウ糖は血液濃度が100mg/dLを超えると尿中に排泄される。

CHECK ☐☐☐

13▶▶ 次のうち、誤っているものはどれか1つ選びなさい。

1．膀胱に尿がたまると壁が伸展する。これが刺激となって多数の反射が連鎖的に起こり、膀胱括約筋を弛緩させて排尿が起こる。

2．腎血流量（RBF）は約1.1L/分で、毎分心拍出量の約1/5である。単位時間に腎臓を流れる血漿の量を腎血漿流量（RPF）といい、約650mL/分である。

3．腎臓から分泌されるレニンは、血圧を上昇させる作用をもっている。

4．タンパク質、低タンパク血症、脂質異常症、浮腫の4症状をネフローゼ症候群といい、主たる病変は尿細管にある。

CHECK ☐☐☐

14▶▶ 腎臓の糸球体で濾過されないものはどれか1つ選びなさい。

1．タンパク質

2．ブドウ糖

3．水

4．ナトリウム

CHECK ☐☐☐

第9章

生殖器系

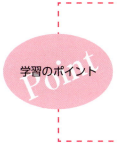

学習のポイント

1. 生殖器系とは？
2. 男性生殖器は？
3. 女性生殖器は？
4. 性の決定

1 生殖器系とは

子どもをつくり、種族の維持をはかるための器官系である。発生学的には共通であるが、成長過程で形態的に男女によって異なるようになる。

2 男性生殖器

1 精巣（睾丸）

陰嚢の中にある1対の扁平楕円形（長径4〜5cm、約10g）の器官で、**精子**をつくる働きがある。白膜で包まれ、内部は多数の小葉に分かれる。各小葉には精細管が充満している。**精細管**の壁から管内へ、精祖細胞 → 精母細胞 ⇒ 精娘細胞 ⇒ 精子細胞 → 精子の順でつくられる（⇒の過程で分裂する。最初の分裂が減数分裂。→は成長を示す）。全長0.05mm。精巣の精細管の間の組織から**男性ホルモン**（テストステロンなど）がつくられる。

2 精路

1) **精巣上体**：精巣の上端につく。頭・体・尾に分かれ、中を**精巣上体管**がうねりながら下降し、急に180°曲がって上に向かい**精管**となる。
2) **精管**：直径4mm、長さ約40cmの管で、陰嚢の中を上行し、精索の中を上がり、鼠径管を経て骨盤腔に入り、膀胱の後ろで前立腺を貫いて射精管となり、左右別々に尿道に開口する。
3) **尿道**（p.92参照）
4) **精嚢**：精路に付属する腺。膀胱の下後壁に接して射精管に閉口する1対の袋で、射精の際、精子に活性を与える粘液を分泌する。
5) **前立腺**：精嚢と同じく精路に付属する腺で、膀胱の下にある栗の実大の器官。乳白色の分泌物は、栗の花のような特有のにおい（精臭）をもち、精子の働きを活発にする。尿道

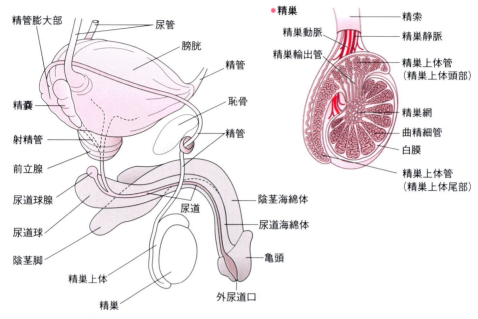

図9-1　男性生殖器

と射精管がこれを貫く。高齢者によく起こる前立腺肥大症や前立腺がんでは、排尿が困難または不能になる。

6) **尿道球腺**：尿道に注ぐ1対の腺で、アルカリ性の分泌物を尿道内に出す。
7) **陰茎**：尿道と3個の円柱状の海綿体（陰茎海綿体2、尿道海綿体1）とからなる。根、体、亀頭の3部に分けられ、亀頭の先端に尿道が開口する。海綿体のまわりを白膜という厚い結合組織の膜が包み、海綿体の急激な充血によって起こる陰茎の勃起の際の圧が逃げないようになっている。
8) **陰嚢**：精巣、精巣上体および精管を入れる袋で、陰嚢の皮膚は皮下脂肪がなく、特殊な平滑筋層をもち、汗腺、メラニン色素に富む。陰嚢内の精巣のまわりの温度を調節する（精子形成は体温より低い温度でなければならない）働きがある。

陰茎と陰嚢を男性外陰部という。

3 精液と精子

　精液は白くて、粘りと特有のにおいをもつ液体で、精子のほか前立腺や精嚢からの分泌液をまじえている。精子は精細管が集まってできた精巣網や精巣上体管内に蓄えられており、射精の際に前立腺や精嚢内からの強いアルカリ性の分泌液によって活性化される。

　1回の射精量はふつう2〜4 mLで、その中に1〜2億個の精子が含まれている。精子の形成の際に、染色体数が半減する減数分裂が行なわれる。

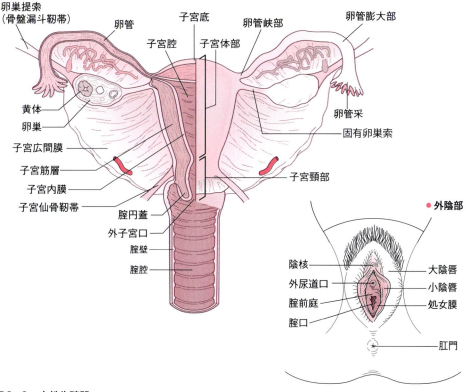

図9-2 女性生殖器

4 女性生殖器

1 卵巣

　男性の精巣と相同の器官。1対の楕円形をした実質器官で、皮質と髄質からなる(長径約4cm)。皮質は結合組織からなら、その中に原始卵胞、一次卵胞、二次卵胞、成熟卵胞と、さまざまな成熟段階の卵胞、黄体、白体がみられる。

　思春期以降の女性では、左右の卵巣から交互に約28日に1個の割合で成熟卵子を排卵する。卵子の形成は、卵胞内で卵祖細胞⟶卵母細胞⇨卵娘細胞⇨卵子の順でつくられる(⇨の過程で分裂する。最初の分裂が減数分裂。⟶は成長を示す)。直径約0.2mm。閉経までに約400回の排卵が行われる。

2 卵管

　子宮の両側から10cmほど伸びた管で、その先端部に卵管采があり、漏斗状の像法をもち、卵巣の表面をおおう。卵巣から排卵された卵子は、この卵管采によって取り込まれ卵管内に導かれる。卵管の一部に膨大部とよばれる内腔の膨らみがみられ、受精は通常ここで行われる。

　卵管の先端部は腹腔内に開口しているため、女性の骨盤内腔は卵管、子宮、腟を経て外界に通じている。これは男性にはみられない特徴的な構造である。

第9章　生殖器系

3 子宮

　骨盤腔の中央にあって、膀胱の後方、直腸の前に位置する。長さ8cm、幅4cm、厚さ4cmほどの大きさをもち、前後に扁平な形をする器官。

　子宮の壁は子宮内膜とよばれる粘膜と、その外側を平滑筋層からなる。子宮内膜は性周期によって構造的な変化（卵巣内で卵胞の成熟が起こると卵胞ホルモンの分泌が高まり、子宮内膜を充血させ厚さを増大させる）が起こる。

　排卵が起こると、卵巣から分泌された黄体ホルモンの働きにより、受精卵を待ち受け、着床に向けて子宮内膜が肥厚する。受精せず、着床が起こらなかった場合には、肥厚し子宮内膜は脱落し、月経として血液とともに腟を経て体外に排出される。

4 腟

　子宮頸部に続く前後に扁平は8cmほどの長さをもつ管で、腟前庭に開口する。腟口は外尿道口の後方、肛門の前に位置する。子宮腟部を取りかこむ腟の上端部を腟円蓋とよぶ。腟の粘膜は重層扁平上皮からなり、機械的刺激に強い構造を備える。

　腟内腔は常在性の乳酸菌であるデーデルライン桿菌の働きにより酸性環境をつくり、外部からの細菌や病原微生物の侵入を防御する。

5 外陰部

1）**陰核**：男性の陰茎海綿体と相同の勃起器官であり、深部にある陰核海綿体は恥骨の下面で2脚に分かれる。

2）**小陰唇**：無毛で、色素に富む。

3）**腟前庭**：両外側には静脈叢からなる前庭球があり、男性の尿道海綿体に相当する。

4）**大陰唇**：小陰唇の外側にある皮膚の大きなヒダ。男性の陰嚢に相当する構造。陰毛が生え、脂腺や汗腺をもち、皮下脂肪が豊富である。

5　性の決定

　男性の生殖細胞（精子）と女性の生殖細胞（卵子）の合体により新しい個体がつくられる。

　ヒトの細胞の増殖はふつう**有糸分裂**による。細胞の分裂時、核内の**染色質**（**クロマチン**）は棒状の**染色体**に変わり、分裂が終わると再び染色質に戻る。ヒトの染色体は44個の常染色体と2個の性染色体からなり、鎖状の**デオキシリボ核酸**（**DNA**）を主成分とし、遺伝子の本体である。

　有糸分裂では、体細胞分裂の場合は染色体の数は変わらないが、**減数分裂**では染色体数は半減する（**図9-3**）。精子は父親の細胞（常染色体44＋性染色体XY）からつくられるので、精子には2種ができる（常染色体22＋性染色体Xのものと、常染色体22＋性染色体Yのもの）が、卵子は母親の細胞（常染色体44＋性染色体XX）からつくられ、1種（常染色体22＋性染色体X）しかない。すなわち、**ヒトの性は卵子と合体する精子の種類**（性染色体Xをもつ精子か、Yをもつ精子か）**によって決定されるのである**。卵子と精子の合体によって性染色体XYをもてば**精巣**がつくられ、男性となり、XXをもてば卵巣がつくられ、女性となる。これを

100

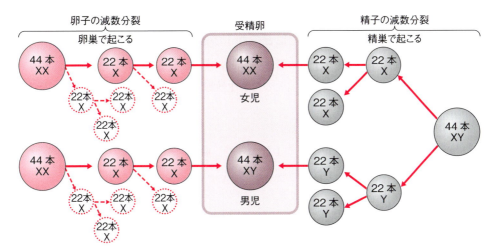

図9-3 性の決定

卵子の減数分裂の過程で生成される4つの細胞のうち1個だけが生き残り、成熟卵子になる

精子の減数分裂では、X染色体、Y染色体を含む精子が2個ずつ、計4個の精子が生成される

第一次性徴という。

練習問題

1▶▶ 次のうち、誤っているものはどれか1つ選びなさい。
1. 男性生殖器は精巣、付属生殖器（前立腺、尿道球腺）、精管、陰茎からなる。
2. 女性生殖器は卵巣、卵管、子宮、腟、外陰部からなる。
3. 卵管の内端は子宮体腔に開き、外端は卵巣に接近して腹膜腔に開き、卵管采という。
4. 子宮は膀胱と直腸の間にあり、正常位は後傾、後屈で、子宮広間膜と子宮円索により固定されている。

2▶▶ 生殖器系について、誤っているものはどれか1つ選びなさい。
1. 原始卵胞は40万個以上もあるが、女性が一生のうちに排卵するのは約400回である。
2. 受精は卵管で行なわれ、受精卵は子宮内に移動して着床する。
3. 胎児の発育は子宮内で50週続く。
4. 授乳中は月経をみないのが普通である。

第9章　生殖器系

3 ▶▶　次のうち、誤っているものはどれか1つ選びなさい。

1．子宮底から側方に向かう1対の管を卵管という。

2．前立腺は膀胱の下にある栗の実大の付属生殖腺であり、尿道がこれを貫く。肥大すると直腸内から指で触れられる。

3．排卵した後の卵胞は黄体となる。

4．精管は左右の精巣上体管に続く1対の管で、血管、神経などとともに精索をつくり、陰嚢を出た後に鼠径管を経て腹腔内に入る。

CHECK ☐ ☐ ☐

4 ▶▶　次のうち、正しいものはどれか1つ選びなさい。

1．精子は精巣上体でつくられる。

2．陰茎内には軟骨がある。

3．卵子の数は、精子の数に比較して非常に多数ある。

4．卵子は卵巣でつくられる。

CHECK ☐ ☐ ☐

5 ▶▶　次のうち、正しいものはどれか1つ選びなさい。

1．臍帯中には、2本の臍静脈と1本の臍動脈がある。

2．女性の腹膜腔は外界と交通している。

3．前立腺は頸部にある。

4．受精の際、性の決定は卵子によって行なわれる。

CHECK ☐ ☐ ☐

6 ▶▶　次のうち、正しいものはどれか1つ選びなさい。

1．受精は普通、子宮内でなされる。

2．精子は精細管でつくられる。

3．排卵が行なわれると、子宮粘膜の基底層は肥厚し、充血する。

4．胎盤の児側面は基底脱落膜である。

CHECK ☐ ☐ ☐

7 ▶▶　次のうち、誤っているものはどれか1つ選びなさい。

1．男性の鼠径管の中は精索が通っている。

2．精巣は陰嚢内にあって、男性ホルモンを分泌し、卵巣は骨盤腔内にあって、女性ホルモンを分泌する。

3．子宮と膀胱の間のへこみをダグラス窩とよぶ。

4．子宮内膜の分泌活動を高めて、受精卵の着床のために準備を整える働きをするホルモンは黄体ホルモンである。

CHECK ☐ ☐ ☐

8 ▶▶ 次のうち、正しいものの組み合わせはどれか1つ選びなさい。

a．正常人の染色体は44個の常染色体と2個の性染色体よりなる。

b．精子と卵子はいずれも22個の常染色体と1個の性染色体をもつ。

c．性染色体はX、Yで表現され、44＋X＋Yは男性、44＋X＋Xは女性である。

d．受精卵の新しい個体の性を決定するのは精子の性染色体である。

1.(a、b)　2.(b、c)　3.(a、c)　4.(a、b、c、dのすべて)

CHECK ☐☐☐

9 ▶▶ ヒトの卵子について説明したものはどれか2つ選びなさい。

1．原始生殖細胞の染色体数は46本である。そのうち性染色体はXXまたはXYである。

2．この母細胞が分裂して染色体数が半減して娘細胞となる。

3．この母細胞が分裂して娘細胞となるが、性染色体はXのみである。

4．この母細胞が分裂して娘細胞となるが、性染色体はXとYとに分かれる。

CHECK ☐☐☐

10 ▶▶ 次のうち、正しいものはどれか1つ選びなさい。

1．精子は前立腺でつくられる。

2．精子は前立腺でつくられ、精囊に蓄えられる。

3．精子は精囊でつくられ、精巣に蓄えられる。

4．精囊は精子を活性化する分泌物を出す。

CHECK ☐☐☐

11 ▶▶ 次のうち、誤っているものはどれか1つ選びなさい。

1．子宮は骨盤内で膀胱と直腸の間にあり、正常位は後傾、前屈で膀胱前面に接している。

2．子宮と直腸との間のへこみをダグラス窩とよぶ。

3．子宮内の胎児は肺や消化器がまだ活動していないので、胎盤を通じて栄養分や酸素が供給される。

4．子宮粘膜は出血を伴って剥離し、卵子とともに体外に排泄される。

CHECK ☐☐☐

第9章　生殖器系

12 ▶▶ 次のうち、誤っているものはどれか1つ選びなさい。

1．子宮壁は、粘膜、筋層、漿膜の3層からなる。

2．卵管の内端は子宮体腔に続いているが、外端は腹膜腔に開いている。

3．卵巣には卵胞ホルモンと黄体ホルモンが含まれ、前者は子宮粘膜の周期的増殖に関係し、後者は子宮粘膜の脱落膜形成を促進し、排卵を抑制する。

4．朝、目覚めた直後の体温を基礎体温といい、女性では月経周期と関係がある。排卵が始まると体温は下降し、月経が終わるともとに戻る。

CHECK ☐ ☐ ☐

13 ▶▶ 次のうち、誤っているものはどれか1つ選びなさい。

1．卵子は卵巣の表面から腹膜腔内に脱落する（排卵）。

2．成熟卵胞が破れて、卵子が飛び出すことを排卵という。

3．卵巣は卵子をつくる機能のほか、黄体ホルモンを分泌する。

4．卵巣は左右2個あるので、排卵のときには、2個の卵子が排出される。

CHECK ☐ ☐ ☐

第10章

内分泌系

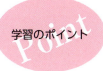

学習のポイント

1. 内分泌系とは？
2. 内分泌腺の種類と存在位置と働きは？

1 内分泌系とは

　ヒトの生命現象は、各器官系統の働きが互いに協調し合って、個体として統合されて営まれている。このような調節は、内分泌系と神経系によって行なわれている。内分泌系は、ほかの系統と異なり、いろいろな器官系にも内分泌腺として付属している（図10-1）。内分泌腺には導管がなく、分泌物（ホルモン）は毛細血管内の血液中に放出される。ホルモンによる調節を液性調節（化学性調節）、神経系による調節を神経性調節といい、前者は血液を介して、離れて存在する器官の働きを比較的ゆっくりと調節する。各ホルモンは一定の決まった器官（標的器官）にだけ作用する。

2 ホルモンの生理

1 ホルモンの作用

　ホルモンは、生体の化学的反応を促進したり、抑制したりして反応の速度を調節する働きがある。ビタミンの働きとよく似ているが、ビタミンは体内で合成されない点が異なる。

2 ホルモン生産のしくみ

　ホルモンの分泌は、次のようなことによって調節される。

1）**血液の組成の変化**：血液中のカルシウム濃度の減少による上皮小体ホルモンの分泌増加、血糖上昇による膵臓ホルモンの分泌増加などがその例である。
2）**下垂体前葉ホルモンの作用**：下垂体前葉から各種のホルモンが分泌され、それによって、甲状腺、副腎皮質、性腺などが刺激されて分泌が促進される。
3）**神経内分泌**：間脳の視床下部の核から特殊な神経細胞が下垂体の中に延び出して、その神経細胞がホルモンを産生し、血中に放出している。下垂体後葉がその例である。下垂体前葉も同じく視床下部から延び出した神経細胞から分泌される下垂体前葉ホルモン放

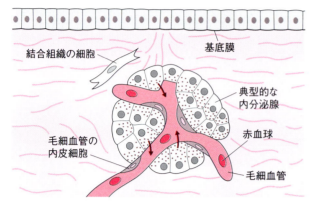

図10-1　内分泌腺の構造

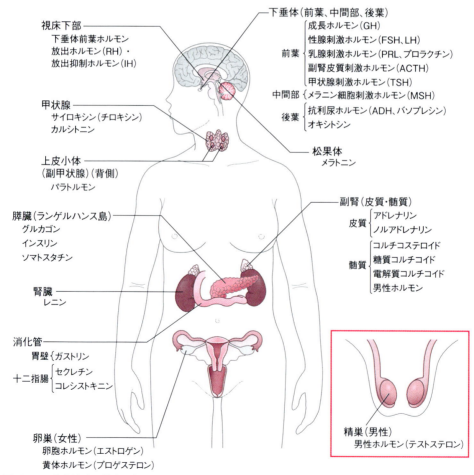

図10-2　内分泌腺の分布と主なホルモン

出ホルモン、放出抑制ホルモンの作用を受ける。神経細胞の内分泌は一般の内分泌腺と区別される。

4）消化管の内容：胃にタンパク質を含む飲食物が入るとガストリンが、十二指腸に酸性の内容物が入るとセクレチン、脂肪分を含む内容物が入るとコレシストキニンが分泌される、などがこの例である。

3 内分泌腺の種類と位置と働き

1 下垂体

間脳の視床下部の下にぶら下がり、蝶形骨トルコ鞍のくぼみの上にのる。腺葉（前葉・中間部・隆起部）と神経葉（後葉）からなる。脳下垂体ともいわれる。

前葉：成長ホルモン（GH）過多―巨人症、欠乏―小人症、性腺刺激ホルモン（FSH、LH）、乳腺刺激ホルモン（PRL、プロラクチン）、副腎皮質刺激ホルモン（ACTH）、甲状腺刺激ホルモン（TSH）を分泌。

中間部：メラニン細胞刺激ホルモン（MSH）

後葉：神経内分泌。バソプレシン〔末梢血管を収縮させて血圧を上昇させ、また抗利尿ホルモン（ADH）として尿量調節―遠位尿細管の水分の再吸収促進をはかる。欠乏―尿崩症〕、オキシトシン（子宮収縮、乳汁分泌促進）。

2 甲状腺

喉頭と気管の移行部で頸部の前面にある。蝶形をしており、重さ約20g。サイロキシン（チロキシン）（物質代謝を高める。過多―バセドウ病、欠乏―粘液水腫、発育不良）、カルシトニン（血中カルシウム濃度調節）。

3 上皮小体

甲状腺の背側に左右上下1個ずつ計4個ある。米粒大。パラトルモン（PTH）。血中カルシウム濃度を高める。欠乏―テタニー（けいれん）、過多―骨粗鬆症。カルシトニンと拮抗的に働く。

4 副腎

左右の腎臓の上にのる三角形の腺。髄質と皮質とからなる。

髄質：交感神経の組織から分化したもので、アドレナリンとノルアドレナリン（この2つを合わせて、カテコールアミンという）を分泌する。血圧、血糖値の上昇、心臓の拍動の促進、平滑筋の収縮による細い動脈の収縮（p.39、抵抗血管）、立毛筋の収縮（鳥肌）の働きがある。

皮質：コレステロールの誘導体であるステロイド（脂質：多くのホルモンはタンパク質ないしポリペプチドからできている）を分泌。副腎皮質からのステロイドをコルチコステロイドという（精巣、卵巣からもステロイドが分泌される）。ACTHによって分泌が促進される。欠乏―アジソン病、過剰―クッシング症候群、男性化。糖質コルチコイド（グ

第10章　内分泌系

ルココルチコイド）（ブドウ糖を合成するほか、タンパク質や脂肪の代謝にも関係する。また、消炎作用をもつ）、電解質コルチコイド（ミネラルコルチコイドともいう。アルドステロンとよばれるものを含む一群のステロイドで、血中ナトリウム、カリウムの量を調節）、男性ホルモン（アンドロゲン）を分泌。

5 膵臓

膵臓は膵液を分泌する（外分泌）以外に、島（ランゲルハンス島）のB（β）細胞からインスリンを、A（α）細胞からグルカゴンを分泌する（内分泌）。島の大きさは0.2mm前後、数は約100万個ある。

インスリン：血糖値が上昇すると分泌され、血糖値を低下させる。肝臓のグリコーゲン貯蔵を促す。欠乏—糖尿病。

グルカゴン：血糖値が低下すると分泌され、血糖値を高める。B細胞が膵臓の島の大部分を占めるが、ほかに小数のD細胞があり、ソマトスタチンを分泌し、インスリンとグルカゴンの分泌を抑制している。

6 性腺

精巣からは、テストステロンなどの男性ホルモン（アンドロゲン）が、卵巣からは卵胞ホルモン（エストロゲン）と黄体ホルモン（プロゲステロン）が分泌される（これらはいずれもステロイドである）。アンドロゲンは第一次性徴（男性生殖器の発育）と第二次性徴の発現に、エストロゲンは同じく女性の第一次、第二次性徴の発現に、また、プロゲステロンは子宮粘膜の腺の分泌を高め、受精した卵子の着床、妊娠の持続に役立つほか、乳腺の発達を促し、基礎体温をわずかに高める働きがある。

7 胸腺

胸骨のすぐ後ろで心臓より上方にある（縦隔内器官）。幼児期によく発達し、思春期以後には脂肪変性を起こして退化する。リンパ性の構造（リンパ小節、扁桃、白脾髄、リンパ節など）の形成に関与し、免疫反応を調整する。

8 松果体

間脳の背面にあるアズキ粒ほどの小さい腺。メラトニンを分泌し、体内時計に関与して思春期以前の性腺の発育を抑制している。

9 消化管のホルモン

ガストリン（胃壁から分泌、胃液分泌を促す）、セクレチン（十二指腸から分泌、膵臓から水と重炭酸塩の分泌を促す）、コレシストキニン（同、胆嚢を収縮させ、膵液の分泌にも関係する）。

10 視床下部のホルモン

視床下部下垂体路とよばれる神経分泌系から下垂体前葉ホルモン放出ホルモン（RH）と、放出抑制ホルモン（IH）が分泌され、下垂体門脈（これらのホルモンを運ぶ細静脈は、前葉の

中で再び毛細血管となる特殊な循環)を通じて前葉に運ばれる。

11 その他

唾液腺：パロチン、欠乏—カシン・ベック病、変形性関節症、老年性変化。

腎臓：レニン、血漿中にアンギオテンシンをつくり、血圧上昇作用をもたらす。

練習問題

1 ▶▶ 次のうち、誤っているものはどれか1つ選びなさい。

1．ホルモンは、体内の組織や器官が最適な状態を保つための調節機構である。

2．ホルモンは腺細胞で生産され、排出導管を経て血液中に分泌される。

3．ホルモンは個体維持にかかわるものと、種族保存にかかわるものに大別される。

4．多くのホルモンは下垂体から分泌され、組織器官や末梢の内分泌器官に働きかける。

✅CHECK ☐☐☐

2 ▶▶ 次の組み合わせのうち、誤っているものはどれか1つ選びなさい。

1．筋収縮 —— アデノシン3リン酸（ATP）

2．膵臓 —— グルカゴン

3．副腎 —— アドレナリン

4．下垂体 —— サイロキシン

✅CHECK ☐☐☐

3 ▶▶ 内分泌系について、次のうち正しいものはどれか1つ選びなさい。

1．下垂体前葉からは成長ホルモンや、ほかの内分泌腺刺激ホルモンが分泌される。

2．副腎髄質から分泌されるホルモンは、消炎作用やナトリウムの排泄調整を行なう。

3．アドレナリンは副腎皮質から分泌され、末梢血管を収縮させる。

4．黄体ホルモンは黄体から分泌され、第二次性徴発現に関与する。

✅CHECK ☐☐☐

第10章　内分泌系

4 ▶▶　次のうち、誤っているものの組み合わせはどれか1つ選びなさい。

a．甲状腺機能低下による疾患をバセドウ病という。

b．副腎は腎臓とともに尿生成に直接関与する。

c．成長ホルモンは下垂体前葉から分泌される。

d．第二次性徴の発達を促す腺は性腺である。

1.(a、b)　2.(a、c)　3.(b、c)　4.(c、d)

✓CHECK ☐☐☐

5 ▶▶　次の組み合わせのうち、誤っているものはどれか1つ選びなさい。

1．腎臓 ――――― 血圧上昇作用

2．副腎髄質 ―― 心臓促進作用

3．膵臓 ――――― 胆汁、糖原の生成

4．上皮小体 ―― 血漿カルシウム調節

✓CHECK ☐☐☐

6 ▶▶　次の組み合わせのうち、誤っているものはどれか1つ選びなさい。

1．ガストリン ――――― 胃液分泌

2．グルカゴン ――――― 膵臓β細胞

3．バゾプレッシン ―― 抗利尿ホルモン

4．成長ホルモン ――――― 下垂体前葉ホルモン

✓CHECK ☐☐☐

7 ▶▶　次のうち、消化管ホルモンでないものはどれか1つ選びなさい。

1．セクレチン

2．コレシストキニン

3．ガストリン

4．トリプシン

✓CHECK ☐☐☐

8 ▶▶　内分泌腺やホルモンと疾患の組み合わせのうち、パターンの異なるものはどれか1つ選びなさい。

1．下垂体後葉(バソプレシン) ―――――― 尿崩症

2．甲状腺(サイロキシン) ――――――― バセドウ病

3．副腎皮質(コルチゾール) ――――――― アジソン病

4．膵臓ランゲルハンス島(インスリン) ―― 糖尿病

✓CHECK ☐☐☐

9 ▶▶ 次のうちで、下垂体後葉ホルモンに関するもののみの組み合わせはどれか1つ選びなさい。

a. タンパク質の合成や骨の成長促進。

b. 視床下部の核でつくられ、神経分泌によってホルモンが運ばれてくる。

c. NaやKなどの排泄を調節する。

d. 水分代謝の調節をする。

e. 血圧を低下させる。

f. 子宮平滑筋の収縮。

1.(a、b、c)　2.(b、c、d)　3.(b、d、f)　4.(a、e、f)

✔CHECK ☐☐☐

10 ▶▶ 次の組み合わせのうち、誤っているものはどれか1つ選びなさい。

1. 上皮小体 ── パラトルモン ─── テタニー

2. 甲状腺 ─── サイロキシン ─── 粘液水腫

3. 副腎皮質 ── コルチコステロン ── 褐色細胞腫

4. 卵巣 ─── プロゲステロン ─── 排卵抑制

✔CHECK ☐☐☐

11 ▶▶ 次のうち、視床下部─下垂体より分泌されるホルモンのみの組み合わせはどれか1つ選びなさい。

a. オキシトシン

b. 乳腺刺激ホルモン（PRL）

c. 副腎皮質刺激ホルモン（ACTH）

d. バソプレシン

e. セクレチン

f. アドレナリン

1.(a、c)　2.(b、f)　3.(c、e)　4.(a、d)

✔CHECK ☐☐☐

12 ▶▶ 次のうち、誤っているものはどれか1つ選びなさい。

1. 副腎皮質から分泌されるホルモンには、糖、タンパク、脂肪の代謝を調節するグルココルチコイドがある。

2. 副腎皮質からは、水分および無機塩類の調節をつかさどるホルモンも分泌される。

3. 副腎皮質からはアドレナリンも分泌され、これは交感神経と同様な作用を有している。

4. 副腎皮質ホルモンは、生命の保持と生理機能の保持に欠かせないものである。

✔CHECK ☐☐☐

13 ▶▶ 次のうち、誤っているものはどれか1つ選びなさい。

1. 女性ホルモンには卵胞ホルモンおよび黄体ホルモンの2種類があり、前者は子宮粘膜の周期的増殖を起こし、後者は卵胞の成熟を抑え、排卵を抑制する。
2. 妊娠すると黄体ホルモンの作用で乳腺が急に増殖する。
3. 甲状腺ホルモンは人体の基礎代謝を高め、発育を促す。
4. 甲状腺ホルモンの分泌過剰の場合は粘液水腫症を起こす。

14 ▶▶ 次のうち、正しいものはどれか1つ選びなさい。

1. 甲状腺の機能が低下するとバセドウ病になる。
2. 甲状腺は、ヨードを含んだサイロキシンとよぶホルモンを分泌する。
3. サイロキシンとは下垂体から分泌されるホルモンで、エネルギー代謝を亢進させる。
4. 甲状腺から分泌されるパラトルモンは、骨の発育を促進する。

15 ▶▶ 次のうち、正しいものはどれか1つ選びなさい。

1. 甲状腺から分泌されるサイロキシンは、血液や組織におけるカルシウム量を調節する作用がある。
2. サイロキシンは甲状腺より分泌され、物質代謝を調節する。
3. 甲状腺は喉頭と気管との移行部の後ろ側にある。
4. 副腎皮質よりACTHというホルモンが分泌され、水、塩類の代謝を調節する。

16 ▶▶ 次のうち、正しいものはどれか1つ選びなさい。

1. 副腎には髄質と皮質があり、髄質からはアドレナリン、ノルアドレナリンが分泌される。
2. 副腎から出るアドレナリンは、副交感神経を刺激する。
3. アドレナリンは瞳孔を縮小させたり、末梢小動脈を拡張して血圧を下げるなどの作用がある。
4. ノルアドレナリンは、副腎皮質から分泌される。

17 ▶▶ 次のうち、正しいものはどれか１つ選びなさい。

1．サイロキシンは、副甲状腺から分泌される。

2．バソプレシンは脳下垂体前葉ホルモンであり、利尿抑制の作用がある。

3．下垂体前葉ホルモンは、子宮の収縮を促す。

4．アドレナリンは副腎髄質から分泌されるホルモンで、心拍数を強くして末梢血管を収縮させる。

✓CHECK ☐☐☐

18 ▶▶ 次のうち、誤っているものはどれか１つ選びなさい。

1．抗利尿ホルモンは下垂体後葉から分泌され、尿量を調節する。

2．上皮小体（副甲状腺）は、体内のカルシウムを調節するホルモンを出す。

3．血糖調節のホルモンは、肝臓でつくられている。

4．インスリンは膵臓より分泌され、血中の糖の燃焼を調節する。

✓CHECK ☐☐☐

19 ▶▶ 次のうち、正しいものはどれか１つ選びなさい。

1．上皮小体は頭蓋底のトルコ鞍内に位置する。

2．膵臓の島から分泌されるインスリンは、タンパク質の分解酵素である。

3．膵臓のランゲルハンス島のβ細胞からはインスリン、α細胞からはグルカゴンが分泌される。

4．ホルモンは内分泌腺からだけ分泌される。

✓CHECK ☐☐☐

第11章 神経系

学習のPoint

1. 神経系とは？
2. 神経組織とは？
3. 中枢神経系とは？
   (脊髄、脳、伝導路、脳室、脳脊髄液、髄膜)
4. 末梢神経系とは？
   (脳神経、脊髄神経、交感神経、副交感神経)
5. 神経系の生理
   (興奮の伝達速度、伝達物質、脳電図、脳脊髄液)
6. 反射とは？

1 神経系とは

　全身の器官を統合・統轄し、調整するほかに、記憶し、判断し、感情をよび起こすなど、精神活動をも行なう器官系をいう。外界からの刺激および身体の内部で起こった種々の刺激を受けた報告を中枢に伝え、中枢で認識・判断し、その結果決められた指示を各部の筋(骨格筋、平滑筋、心筋)および腺に伝える役目をもつ(刺激を受け取るのではなく、刺激を受け取ったことを伝えるものであることを誤らないように)。

　次のものが神経系に属する(図11-1)。

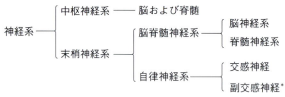

図11-1　神経系

＊副交感神経は、脳神経および脊髄神経に含まれたり、その枝の形をとったりして、副交感神経独自の構造をほとんどつくらないことに注意。交感神経にはそれ独自の構造がある。

2 神経組織

　脳および脊髄と、それらから伸びだす末梢神経とをつくっている組織で、有核の神経細胞とその突起〔樹状突起と神経突起(軸索突起)〕(神経細胞＋突起＝ニューロンまたは神経元)の集合体(図11-2)。神経細胞の集合部を灰白質といい、末梢神経系では神経節を、中枢神経系では表面に層をなす皮質または白質に囲まれた核をなす。神経突起(または長い樹状突

起)が他の細胞からなる被膜で包まれた微細な線維状の構造を神経線維といい、これの集合部を白質という。末梢では神経線維は束となり、糸状またはひも状の神経をなす。白質は中枢では皮質よりも深部に髄質をなし、脊髄では表面に沿っていて、灰白質間を結ぶ伝導路をなしている。

神経線維は中心の軸索と、そのまわりの髄鞘、およびシュワン鞘とからなる。髄鞘の有無によって有髄線維と無髄線維とに分ける。有髄線維の髄鞘には切れ目があり、ランビエの絞輪という。中枢神経内の白質を通る神経線維にはシュワン鞘がなく、代わりに神経膠細胞からなる鞘があり、自律神経線維には髄鞘がない。

神経系はニューロンの複雑なつながりからできているが、通常これらのニューロンの長い突起は、中枢神経系内の一定の場所を束になって走り（p.119参照）、中枢神経系内の一定の場所で他のニューロンにつながるところに核がある。1つのニューロンの神経突起は、ほかのニューロンの樹状突起と接触し（シナプス）、刺激は神経突起から樹状突起を経て神経細胞に伝わる。

3 中枢神経系

胎生期の初期に背部正中にできた1本の神経管が発達し、上部が大きく膨らみ脳になり、下部が脊髄になったもので、両者には連続する内腔（脳室と中心管）がある。

1 脊髄

脊柱管の中にある長さ40〜50cm、直径約1cmのひも状の器官。第1〜第2腰椎の高さで終わり、その下方は馬尾となる。中心管（脳室に続く）のまわりに、横断面がH形の灰白質の柱があり、そのまわりを白質がとりまく（図11-3）。

灰白質は脊髄の全長にわたって前柱（前角）と後柱（後角）をなし、胸神経を出す範囲の脊髄（胸髄）には側柱（側角）も形成されている（p.121参照）。前柱からは運動性の前根が出て、後柱には知覚性の後根が入る（ベル・マジャンディの法則）。

白質は前索、側索、後索に分かれる。ここを上行性（求心性、知覚性）および下行性（遠心性、運動性・自律性）の刺激を伝える神経線維が通っている（p.119参照）。

頸髄、胸髄、腰髄、仙髄、尾髄が区別され、頸膨大、腰膨大から上・下肢への神経を出しており、これらは脊柱の外で神経叢をなしている。

2 脳

頭蓋腔内にあり、大脳（終脳）、間脳、中脳、小脳、橋、延髄、の各部からなる（図11-4）。成人の脳重量は約1,300g。大脳と小脳を除いた部分を脳幹という。終脳を大脳半球または単に大脳とよぶことが多い。

1）延髄と橋：ここには多数の神経核がある。脳神経に関する核（起始核と停止核）があるほか、延髄には嚥下、嘔吐、咳、くしゃみ、唾液や涙液の分泌などの反射中枢、呼吸運動・心臓・血管運動などの調節中枢の核がある。橋核やオリーブ核は、錐体外路（p.119参照）の中継所として重要である。延髄の錐体を錐体路（p.119参照）の神経線維が通り、左右の錐体間で多くの線維が交叉する（錐体交叉）。

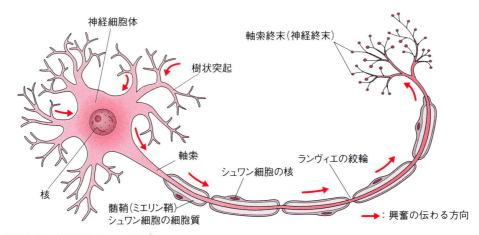
図11-2　神経細胞（ニューロン）

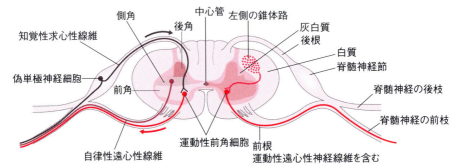
図11-3　脊髄の構造

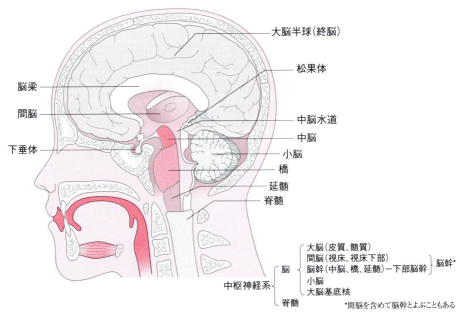
図11-4　脳の構造（正中断面）

2）**中脳**：**大脳脚**（錐体路をはじめ、大脳と脊髄を結ぶ神経線維の通路）、**被蓋**（赤核、黒質は錐体外路系の中継所）および**中脳蓋**（四丘体）（視覚や聴覚に関する反射運動に関係する）の3部からなる。

3）**小脳**：左右の小脳半球とこれに挟まれた虫部とからなる。小脳皮質と小脳髄質があり、髄質をなす白質は、中脳、橋、延髄との連絡路である。髄質中に**小脳核**（歯状核など）がある。深部感覚と平衡覚の知覚神経線維の大部分はここで終わり、小脳から出る運動性伝導路と反射弓をつくる。

4）**間脳**：**視床**（皮膚感覚および深部感覚、その他の諸感覚の中継所として重要）、**視床下部**〔体温、摂食（飢え）、飲水（渇き）、睡眠などの自律作用の中枢があると同時に、自律神経の最高中枢でもある。また、下方にある下垂体内に、下垂体後葉ホルモンを分泌する線維を送り、また、前葉ホルモンの血中への放出を調整するホルモンを出す〕、視床後部（聴覚に関与する内側膝状体、視覚に関与する外側膝状体という中継核がある）および視床上部の4部からなる。

5）**大脳（終脳）**：左右の**大脳半球**に分かれ、**嗅脳**（きゅうのう）（大脳半球底面の内側部、嗅覚に関係する。大脳辺縁系）、**外套**（がいとう）および**大脳核**（大脳基底核ともいう。**尾状核**、**レンズ核**、**扁桃体**および前障の4つ。錐体外路系の1部。尾状核、レンズ核と視床との間の白質部を**内包**といい、大脳皮質と下部の脳および脊髄とを連絡する求心性の知覚神経と、遠心性の運動神経線維とが、密集して通る）の3部からなる（図11-5）。

外套：外套は大脳半球の大部分を占め、高等動物で発達している（下等動物では終脳はほとんど嗅脳でできている）。**大脳皮質**（灰白質）と**大脳髄質**（白質）からなる。大脳皮質の表面は多くの**溝**によって**回**（回転）がつくられている。**前頭葉**、**頭頂葉**、**後頭葉**、**側頭葉**および深部の**島葉**に分けられる（図11-6）。

中枢：大脳皮質には、種々の中枢が局在しており、分業して機能を営んでいる（**機能の局在性**）。中枢の所在する場所を解剖学では**野**（や）という。

　運動野：前頭葉の**中心前回**──骨格筋の随意運動。遠心性の錐体路が出る。

　体性感覚野：単に感覚野ということもあるが誤り。感覚をつかさどる中枢はほかにもある。頭頂葉の中心後回──全身の皮膚知覚および深部感覚を受け持っている。なお、この体性感覚野の下部に顔面の体知覚の中枢に接して、**味覚**の中枢がある。このほかに**視覚野**（後頭葉の主に内側面）、**聴覚野**（側頭葉の主に上面）、**嗅覚野**（前頭葉下部と側頭葉内部、嗅脳）（以上いずれも感覚野）などがある。**味覚野**は頭頂葉の中心後回の下部に体性感覚野の中に含まれて存在している。したがって、味覚のみに限定された味覚野はない。

　連合野：運動野と感覚野以外の部分で、知・情・意の精神活動をつかさどる。**運動性言語野**（ブローカの中枢）（前頭葉後下部）、**感覚性言語野**（ウェルニッケの中枢）（聴覚野の近く）がその例であるが、とくに前頭葉には記憶・意思・判断・創造などの高次の精神活動を行なう総合中枢がある。

大脳辺縁系（**古い皮質**）：大脳皮質の外表面は、系統発生的に**新しい皮質**といわれる。嗅脳などの、より原始的な動物でも発達している部分は、高等動物では大脳半球の内側面に押しこまれた形で存在するにすぎなくなり、**古い皮質**とよばれる。新しい皮質のへりにあるため、大脳辺縁系という。ここは嗅覚のみならず、本能的・動物的機能、および、怒

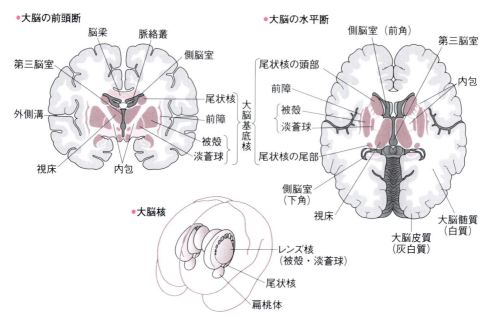

図11-5 大脳（終脳）の構造

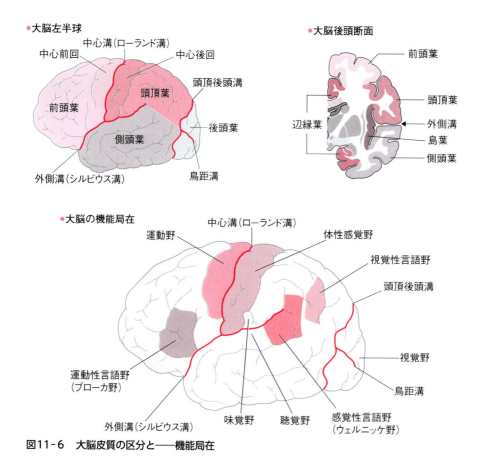

図11-6 大脳皮質の区分と──機能局在

りや快・不快などの情動の形成、ならびに視床下部の自律機能の調整などに関係すると
されている。

3 中枢神経内の伝導路

神経の興奮伝導の経路を**伝導路**という。**ニューロンの連鎖**によりつくられる。連合神経路、
交連神経路および投射神経路の３種がある（**図11-7**）。

投射神経路は、大脳皮質と脳幹・脊髄とを連絡する伝導路で、上行性（求心性）伝導路と、
下行性（遠心性）伝導路に分けられる。

1）上行性伝導路（知覚路）：**体性感覚路**（末梢の皮膚や、筋・腱からの刺激を伝える）、**視覚
路、聴覚路、平衡覚路、味覚路、嗅覚路**などがある。

2）下行性伝導路（運動路）：錐体路と錐体外路の２系統がある（**図11-8**）。

錐体路：大脳皮質の運動野の神経細胞から起こり、内包を通って脊髄に下り前柱（前角）
に至る。前根を経由して全身の骨格筋に連絡する。主として延髄の錐体で左右の神
経線維が交叉する。随意運動をつかさどる。

錐体外路：異なる働きの筋あるいは筋群の運動の調節をする。大脳皮質よりも小脳皮質
が深く関係する。大脳基底核、中脳の赤核・黒質、小脳の歯状核、延髄のオリーブ
核などが関係する。無意識的に随意運動が円滑に行なわれるよう調節をつかさどる。

4 脳室系

側脳室（大脳半球の深部）—**室間孔**—**第三脳室**（左右の間脳の間）—**中脳水道**—**第四脳室**（橋、
延髄と小脳との間）—**脊髄の中心管**。第四脳室の正中口、外側口で**クモ膜下腔**とつながる。
側脳室、第三脳室、第四脳室の壁の**脈絡叢**から**脳脊髄液**が分泌され、脳室系およびクモ膜下
腔を満たす。

5 髄膜

脳膜と脊髄膜があり、互いに続き合っている。ともに外方から硬膜、クモ膜、軟膜の３層
からなる。脊髄硬膜のまわり（外方）には**硬膜上腔**があり、脂肪組織と静脈叢とで満たされて
いる。脳硬膜は脳頭蓋の内面に密着しており、頭蓋内には硬膜上腔は存在しない。**硬膜下腔**
はリンパで、**クモ膜下腔**は脳脊髄液でそれぞれ満たされている。軟膜は脳・脊髄の外面に密
着している。

4 末梢神経系

脳あるいは脊髄に起始（運動性—骨格筋、平滑筋、心筋に分布、分泌性—全身の腺に分布）
および停止（知覚性—皮膚を含む全身の感覚器からくる）する神経のこと。

1 脳神経

12対ある（脳から出る位置の前から後下方への順に、嗅いで、視て、動く、車の、三の、外。
顔、聴く、舌は、迷う、副、舌＜最後の舌は舌下神経＞と覚えてください）（**図11-9**）。

Ⅰ．嗅神経：知覚（嗅覚—鼻腔粘膜）

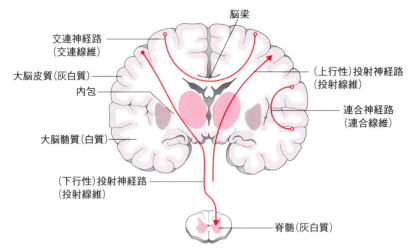

図11-7 神経伝導路

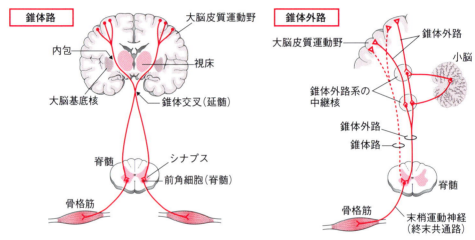

図11-8 錐体路と錐体外路

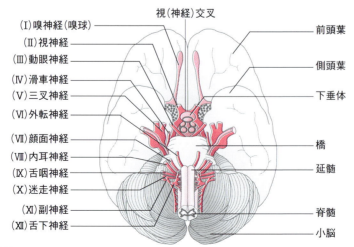

図11-9 脳神経

Ⅱ．**視神経**：知覚（視覚—網膜）

Ⅲ．**動眼神経**：運動（上斜筋、外側直筋を除く全眼筋。上眼瞼挙筋も）、副交感性（瞳孔括約筋、毛様体筋）

Ⅳ．**滑車神経**：運動（上斜筋）

Ⅴ．**三叉神経**：混合〔眼神経—体性感覚（前頭、眼、鼻）、上顎神経—体性感覚（下眼瞼と上唇間の皮膚、上顎の歯・粘膜）、下顎神経—味覚（舌の前 2／3、顔面神経からの枝を受ける）、体性感覚（下顎、側頭の皮膚、舌ならびに下顎の歯・粘膜）、運動（咀嚼筋）〕。知覚根（大部）は三叉神経節（半月神経節）を形成し、上記の 3 神経に分かれる。運動根（小部）は三叉神経節の下を通り、下顎神経に入る。

Ⅵ．**外転神経**：運動（外側直筋）

Ⅶ．**顔面神経**：混合〔運動（顔面筋）、味覚（鼓索神経を経由して、下顎神経の舌神経に混入し、舌の前 2／3 に分布）および副交感性（鼓索神経を通り顎下腺・舌下腺に、また涙腺にも分布）

Ⅷ．**内耳神経**：知覚（聴覚—蝸牛神経、平衡覚—前庭神経）

Ⅸ．**舌咽神経**：混合〔体性感覚（舌根と咽頭部）、味覚（舌の後 1／3）、運動（咽頭筋）、副交感性（耳下腺）〕

Ⅹ．**迷走神経**：混合（骨盤内臓を除く頸・胸・腹部のすべての内臓に分布する大部分副交感性の神経。運動性と知覚性の線維も含む）

Ⅺ．**副神経**：運動（胸鎖乳突筋、僧帽筋）

Ⅻ．**舌下神経**：運動（内舌筋と外舌筋）

2 脊髄神経

31対。すべて体性感覚と運動の混合性。頸神経 8 対（C_1〜C_8と略称）、胸神経12対（Th_1〜Th_{12}）、腰神経 5 対（L_1〜L_5）、仙骨神経 5 対（S_1〜S_5）および尾骨神経 1 対（Co）（**図11-10**）。

（主な脊髄神経）

頸神経 ——— 頸神経叢（C_1〜C_4）（横隔神経など）

胸神経 ——— 腕神経叢（C_1〜Th_1）（腋窩神経、橈骨神経、筋皮神経、正中神経、尺骨神経など）
—— 肋間神経（Th_1〜Th_{12}）

腰神経 ——— 腰神経叢（Th_{12}〜L_4）（陰部大腿神経、大腿神経、閉鎖神経など）

仙骨神経 ——— 仙骨神経叢（L_4〜S_5）（坐骨神経→脛骨神経、総腓骨神経など）

3 自律神経系

自律神経系は、脳および脊髄の神経細胞から出て、 2 つのニューロンで末梢の平滑筋、心筋および腺に達し、不随意的な消化、吸収、分泌、循環、生殖などの機能を調節する。間脳の視床下部にその最高の中枢があるといわれる。交感神経と副交感神経があり、両者は同一器官に対して拮抗的に（または補足的に）作用する（**図11-11、表11-1**）。自律神経は必ず途中で 1 回ニューロンを変える（自律神経性神経節、節前線維、節後線維）。

交感神経は脊柱の両側に交感神経幹をつくる。これは20〜24対の幹神経節が各側で、上下に鎖状につながった構造である。脊髄の側柱（側角）から出た神経線維（節前線維）は、幹神経節と連絡する。

第11章 神経系

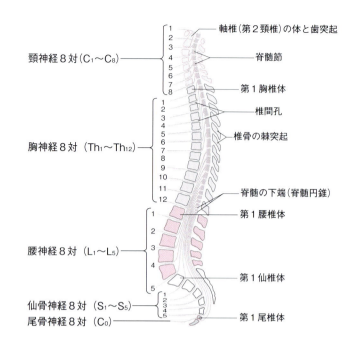

図11-10　脊髄神経

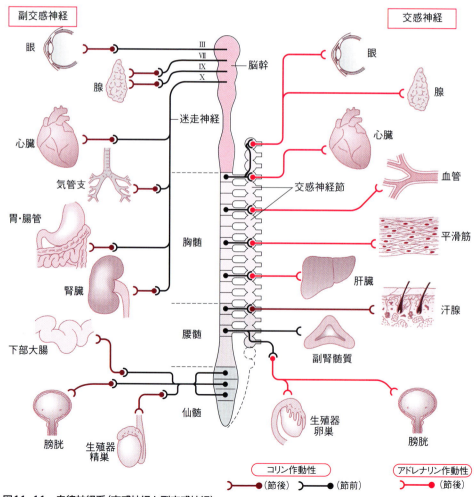

図11-11　自律神経系（交感神経と副交感神経）

表11-1　自律神経系の二重支配

器　　官	交　感　神　経	副　交　感　神　経
瞳孔	散大（瞳孔散大筋）	縮小（瞳孔括約筋）
涙腺		分　泌
唾液腺	分泌（粘液性）	分泌（漿液性）
気管・気管支（平滑筋）	弛緩、拡張	収縮、縮小
末梢血管（皮膚・粘膜）	収　縮	拡　張
冠状動脈	拡　張	収　縮
心臓	促進（拍動数増加）	制抑（拍動数減少）
胃・小腸の平滑筋	蠕動抑制	蠕動促進
胃・小腸・膵臓の外分泌腺	分泌抑制	分泌促進
副腎髄質	アドレナリン分泌	
肝臓	グリコーゲン分解 （→ブドウ糖〈血糖〉）	グリコーゲン合成・貯蔵
子宮（妊婦）	収　縮	弛　緩
膀胱 ｛筋層（排尿筋） 括約筋	弛　緩 ｝尿閉 収　縮	収　縮 ｝放尿 弛　緩
汗腺	分泌（冷汗）	分泌多量（流汗）
立毛筋	収　縮	

　副交感神経は脳神経の**動眼神経**、**顔面神経**、**舌咽神経**および**迷走神経**に混入して走るほか、仙髄から出る**仙骨神経**を経るものがある。

5 神経系の生理

1 興奮の伝導速度

　興奮の伝わる速度は毎秒 2 ～120m、神経線維が太いものほど速い。有髄線維では、無髄線維より10倍も速く、絞輪から絞輪へと伝わる（**とびとび伝導**または**跳躍伝導**という）。

2 興奮の伝達物質

　シナプスにおける興奮の伝達は、**化学伝達物質**により、神経突起の末端から他のニューロンその他の細胞へと行なわれる。伝達物質としてアセチルコリン、ノルアドレナリン、アドレナリン、セロトニンなどが知られている。 γ-アミノ酪酸（GABA）は抑制性の神経伝達物質といわれる。一般に自律神経の節前線維の末端からはアセチルコリンが分泌される。また、ほとんどの場合に交感神経節後線維の末端からはノルアドレナリンが、副交感神経節後線維の末端からはアセチルコリンが、それぞれ対象器官に対して分泌される。運動神経終板から骨格筋線維に対しては、アセチルコリンが分泌される。

3 脳電図（EEG、脳波）

　大脳皮質の自発的な電気現象（活動電位）を記録したものを**脳電図**といい、現れた波形を**脳波**という。正常睡眠（ノンレム睡眠）時の脳波は徐波、睡眠中にときどき現れるレム睡眠時の脳波は、覚せい時のものに近い。

第11章　神経系

4 脳脊髄液

　1日約400mL分泌され、静脈に吸収される。生体内の総量は100～150mLで、脳と脊髄に半分ずつ存在する。液圧は臥位で60～150mmH$_2$O、座位で150～200mmH$_2$O（腰椎部）、比重約1.006で、組成は血清からタンパク質を除いたものにほぼ等しい。

6 反射

　感覚受容器から求心性ニューロンによって伝えられた興奮が、中枢神経内のどこかで無意識のうちに（大脳皮質に達する前に）遠心性ニューロンに伝えられ、この遠心性ニューロンによって効果器（筋または腺）に伝達され、反応が現れることを反射という。興奮伝達の求心・遠心の切り替え場所を反射の中枢、その経路を反射弓という。最も単純な反射は脊髄反射で、反射中枢は脊髄内にあり、求心性ニューロン（知覚神経）→遠心性ニューロン（運動神経）の反射弓で、シナプスは1つしかない。シナプスの数が多いと反射弓は複雑になる。主な反射として次のものがある。

1）脊髄での反射

　　屈曲反射：刺激に対して筋が収縮することによって起こる。腹壁反射、挙睾筋反射、足底反射など。

　　伸張反射：筋や腱を引き伸ばすことによって、筋が一過性に収縮することによって起こる。膝蓋腱反射、アキレス腱反射など。

　　自律性反射：発汗、血管運動、立毛、排尿、勃起、射精など。上位の脳の統制を受ける。

2）延髄での反射

　　呼吸、嚥下、嘔吐、吸収、心臓・血管運動、唾液・涙液分泌など。

3）中脳での反射

　　瞳孔反射、眼瞼反射および角膜反射など。

4）姿勢反射

　　身体がつねに安定した状態を保てるように、全身の筋が緊張して姿勢を維持する反射をいい、中枢は脳幹にある。緊張性頸反射と、緊張性迷路反射がある。脊髄での伸張反射だけでは姿勢は保てない。皮膚感覚や深部感覚を情報源としており、小脳も加えて、複雑な反射弓を形成している（p.133～136参照）。

練習問題

1 ▶▶ 次のうち、誤っているものはどれか1つ選びなさい。

1．ニューロン（神経元）とは、神経細胞とその突起を合わせていう。

2．神経細胞の突起には、樹状突起と神経突起（軸索突起）とがある。

3．脳および脊髄の中心部に神経細胞が集まり、灰白質を形成する。

4．中枢神経系の神経膠は、神経細胞を保護する。

✅CHECK ☐☐☐

2 ▶▶ 次のうち、誤っているものはどれか1つ選びなさい。

1．神経系の構成単位であるニューロンは、神経細胞および樹状突起と神経突起（軸索突起）という2種類の突起からできている。

2．軸索突起がほかのニューロンの細胞の樹状突起と接続する部位をシナプスといい、興奮の伝達はシナプスでは一方向性である。

3．神経線維の興奮は両側性に伝達されるが、シナプスのために神経の興奮は中枢側から末梢側へと一方向性に伝わる。

4．脳神経は末梢神経系に含まれる。

✅CHECK ☐☐☐

3 ▶▶ 神経系について、正しいものはどれか1つ選びなさい。

1．小脳は運動を巧みに行なうための一大調節器官である。

2．条件反射は先天的な反射能である。

3．呼吸中枢は大脳皮質にある。

4．脊髄は末梢神経である。

✅CHECK ☐☐☐

4 ▶▶ 次のうち、誤っているものはどれか1つ選びなさい。

1．左右の大脳半球は各々身体の反対側の知覚、運動を支配している。

2．脳のうち体位の平衡や歩行の調節、円滑な随意運動のため、多数の筋の働きを調節する機能を有する部位は小脳である。

3．頸椎は7個の椎骨よりなるが、脊髄神経である頸神経は6対である。

4．脊髄は第1ないし第2腰椎あたりで円錐形をなし、脊髄円錐をもって終わる。

✅CHECK ☐☐☐

第11章　神経系

5 ▶▶　次のうち、誤っているものはどれか1つ選びなさい。

1．脊髄ではH字形の灰白質が内部を占め、その周囲を白質が包み、中軸には中心管がある。

2．脊髄は部位により頸髄、胸髄、腰髄、仙髄、尾髄に区分される。

3．側脳室、第三脳室、第四脳室はそれぞれ独立しており、交通はない。

4．延髄には、心臓と血管の運動中枢、呼吸中枢、嚥下中枢などの生命を維持していくのに大切な中枢がある。

CHECK ☐☐☐

6 ▶▶　次のうち、誤っているものはどれか1つ選びなさい。

1．視神経は視床下部のすぐそばで視神経交叉を形成し、視索となって間脳に入る。

2．脊髄は部位によって、頸髄、胸髄、腰髄、仙髄、尾髄の5つに分けられる。

3．錐体路は筋の不随意運動をつかさどる伝導路で、皮質延髄路、皮質脊髄路がある。

4．自律神経は交感神経と副交感神経とに分けられ、その作用はほぼ正反対である。

CHECK ☐☐☐

7 ▶▶　次のうち、脊髄神経に関する記載のみの組み合わせはどれか1つ選びなさい。

a．横隔膜の運動支配

b．膝蓋腱反射

c．ベル・マジャンディ（Bell-Magendie）の法則にしたがう

d．咀嚼筋の運動支配

e．12対の神経よりなっている

f．浅頭筋群の運動支配

1.(a、b、c)　2.(b、c、d)　3.(d、e、f)　4.(a、e、f)

CHECK ☐☐☐

8 ▶▶　次のうち、誤っているものはどれか1つ選びなさい。

1．髄膜は外方から、硬膜、クモ膜、軟膜の3枚からなる。

2．脳脊髄液は、側脳室の脈絡叢から分泌される。

3．大脳辺縁系は、大脳皮質のいちばん内側に位置する。

4．交感神経が働いたとき、瞳孔は縮小する。

CHECK ☐☐☐

9 ▶▶ 脳神経とその働きの組み合わせについて、誤っているものはどれか1つ選びなさい。

1．第Ⅲ脳神経 —— 眼の動きの大部分をつかさどる。

2．第Ⅶ脳神経 —— 顔面の表情や、眼瞼・口唇の運動をつかさどる。

3．第Ⅹ脳神経 —— 頭、頸部、肺、心臓、大血管、胃腸に分布し、その運動や分泌をつかさどる。

4．第Ⅻ脳神経 —— 聴覚、平衡感覚をつかさどる。

CHECK ☐☐☐

10 ▶▶ 神経系について、誤っているものはどれか1つ選びなさい。

1．血液成分に変化があっても、神経細胞に直接影響が及ばないような仕組みになっている。これを血液脳関門という。

2．反射とは感覚受容器からの求心性の刺激が、中枢神経系内のどこかで意思とは無関係に遠心性に切り替えられ、効果器に伝達されることである。

3．自律神経は内臓・血管・腺などの不随意器官に分布し、反射的に消化・吸収・循環などの植物機能を営む神経である。

4．脳神経は、直接脳から出て頭部・頸部に分布する12対の末梢神経である。

CHECK ☐☐☐

11 ▶▶ 次のうち、脳の血液循環に関するもののみの組み合わせはどれか1つ選びなさい。

a．静脈血の大部分は硬膜静脈洞を介して、内頸静脈へ注ぐ。一部は導出静脈へも出る。

b．動脈と静脈は平行して走行する。

c．総頸動脈から分かれた外頸動脈によって血液の供給を受ける。

d．大脳動脈輪（脳底動脈輪）から血液供給がなされる。

e．血液によって運ばれた糖は、ここで糖原（グリコーゲン）として貯蔵される。

f．睡眠時や精神作業時でも血流量はほとんど変わらない。

1.(a、c、e)　2.(b、d、f)　3.(a、e、f)　4.(a、d、f)

CHECK ☐☐☐

12 ▶▶ 次のうち、誤っているものはどれか1つ選びなさい。

1．顔面神経麻痺は片側麻痺が多く、口笛を吹くことが困難となり眼瞼下垂がみられる。

2．三叉神経痛は、三叉神経領域の電撃様疼痛を特徴とする。

3．眼筋の麻痺では複視が発生する。動眼・滑車・外転神経などの麻痺により発生する。

4．喉頭筋麻痺は筋性・神経性・機能性原因があり、嗄声や呼吸困難を訴える。

CHECK ☐☐☐

13▶▶ 次のうち、誤っているものはどれか1つ選びなさい。

1．交感神経の節前線維から遊離される化学伝達物質は、アセチルコリンである。
2．交感神経の節後線維からの化学伝達物質は、主にノルアドレナリンである。
3．副交感神経の節前線維からの化学伝達物質は、セロトニンである。
4．副交感神経の節後線維からの化学伝達物質は、アセチルコリンである。

14▶▶ 次のうち、誤っているものはどれか1つ選びなさい。

1．クモ膜と硬膜との間をクモ膜下腔といい、脳脊髄液で満たされる。
2．脊髄では灰白質が内部を占め、その周囲を白質が包む。
3．脳は、終脳、間脳、中脳、橋、延髄、小脳からなる。
4．間脳、中脳、橋、延髄を脳幹という。

15▶▶ 次のうち、誤っているものはどれか1つ選びなさい。

1．視床、尾状核とレンズ核との間の白質の部分を内包という。
2．三叉神経は、脳神経に属する。
3．脳神経は末梢神経で、12対ある。
4．視神経は、運動神経である。

16▶▶ 次のうち、誤っているものはどれか1つ選びなさい。

1．肋間神経は、横隔膜の運動をつかさどる。
2．自律神経系は、交感神経と副交感神経とに分類される。
3．ニューロンは、神経細胞体と樹状突起、軸索突起からなる。
4．軸索は、神経線維ともよばれる。

17▶▶ 大脳皮質の中枢の部位について、誤っているものはどれか1つ選びなさい。

1．随意運動 —— 前頭葉の中心前回
2．聴覚 ———— 側頭葉の外側面
3．視覚 ———— 後頭葉の内側面
4．味覚 ———— 頭頂葉の中心後回の下部

18 ▶▶ 次のうち、小脳の働きでないものはどれか1つ選びなさい。

　1．筋の緊張

　2．視力の調節

　3．平衡機能

　4．不随意運動

✅CHECK □□□

19 ▶▶ 次の組み合わせのうち、誤っているものはどれか1つ選びなさい。

　1．ブローカの中枢 ── 運動性失語症

　2．大脳核 ───────── パーキンソン病

　3．迷走神経 ──────── 交感神経

　4．有髄神経 ──────── 跳躍伝導

✅CHECK □□□

20 ▶▶ 次の組み合わせのうち、誤っているものはどれか1つ選びなさい。

　1．顔面神経 ───────── 表情筋

　2．大脳皮質の言語中枢 ── 失語症

　3．アセチルコリン ──── 瞳孔縮小

　4．ノンレム睡眠 ───── 夢

✅CHECK □□□

21 ▶▶ 次のうち、副交感神経の亢進状態による身体臓器の反応を示したもののみの
組み合わせはどれか1つ選びなさい。

　a．立毛筋の収縮、"鳥肌"のたつ状態

　b．瞳孔の縮小

　c．体幹四肢の血管の収縮

　d．漿液性唾液分泌の亢進

　e．心臓血管系の抑制

　f．消化管の消化液分泌活動の促進

　　1.(a、c、e)　2.(b、d、f)　3.(b、c、d)　4.(a、e、f)

✅CHECK □□□

第11章　神経系

22 ▶▶ 膝蓋骨直下をハンマーでたたくと、下腿が伸展する。この現象に関係するもののみの組み合わせはどれか１つ選びなさい。

a．足底外側の皮膚をこすると足指が足底側に曲がる

b．腱反射(腱をたたくとその筋が一過性に収縮する)

c．下腿三頭筋

d．脊髄反射

e．大腿の伸展

f．大腿四頭筋

1.(a、c、e)　2.(b、d、f)　3.(b、c、d)　4.(a、e、f)

✅CHECK ☐☐☐

23 ▶▶ 次のうち、誤っているものはどれか１つ選びなさい。

1．樹状突起は外来の刺激を受けとる働きがある。

2．神経細胞とこれから出る２種類の突起(樹状突起と神経突起)を合わせて、ニューロン(神経元)とよぶ。

3．ニューロンが連なる場合には、一方のニューロンの神経突起とほかのニューロンの樹状突起とが連絡する。この連絡部をシナプスとよぶ。

4．大脳皮質は白質で、髄質は灰白質からなっている。

✅CHECK ☐☐☐

24 ▶▶ 次のうち、誤っているものはどれか１つ選びなさい。

1．脳では周辺部(皮質)に神経細胞が集まり、灰白色を呈する。

2．脳の白質の中で神経細胞が集まっているところを核という。

3．脳波は睡眠中には停止している。

4．左右の椎骨動脈は相合して脳底動脈となり、延髄、橋、小脳および大脳後部に分布する。

✅CHECK ☐☐☐

25 ▶▶ 次のうち、誤っているものはどれか１つ選びなさい。

1．呼吸中枢は間脳にあり、温熱中枢は延髄にある。

2．呼吸中枢は、血液中の二酸化炭素の濃度に敏感である。

3．小脳を全部取り去っても生命に異常なく、また、意識障害ならびに感覚機能は損なわれない。

4．小脳が損傷されると、運動失調、企図振戦が現れる。

✅CHECK ☐☐☐

26 ▶▶ 次のうち、誤っているものはどれか１つ選びなさい。

1．延髄は脊髄の上にあり、上は橋に続き、背側に第四脳室がある。
2．自律神経の伝導路は大脳皮質とは直接の連絡をもたず、すべて反射性である。
3．自律神経は交感神経と副交感神経からなり、この両者は同一器官に分布し、おおむね正反対の作用を及ぼしている。
4．交感神経は脳神経の一部あるいは仙骨神経に混入し、各内臓に分布する。その最大のものは迷走神経で、頸、胸、腹部のほとんどの内臓に分布する。

CHECK

27 ▶▶ 次のうち、誤っているものはどれか１つ選びなさい。

1．ベル・マジャンディの法則とは知覚神経が後根を通って脊髄に入り、運動神経は前根を通って脊髄を出ることをいう。
2．錐体路とは大脳皮質を出て延髄で交叉した後、脊髄前角細胞に至る運動性の伝導路である。
3．脊髄反射とは末梢の刺激が大脳皮質に達することなく、脊髄の反射中枢から求心路を通って、末梢に達することである。
4．視神経は左右の眼球に入り、視覚をつかさどる。

CHECK

28 ▶▶ 次のうち、正しいものはどれか１つ選びなさい。

1．刺激伝導系とは、脳の興奮を手足に伝える神経系をいう。
2．脊髄の中心管の周囲にはＨ字状の白質がある。
3．嗅神経は鼻腔上部にいき、嗅覚をつかさどる。
4．迷走神経はすべての内臓に分布し、大部分、副交感神経として働く。

CHECK

29 ▶▶ 次のうち、誤っているものはどれか１つ選びなさい。

1．外転神経は歯・舌に分布し、咀嚼筋の運動を受け持つ。
2．滑車神経は、眼球を動かす眼筋に分布する。
3．三叉神経は脳神経中最大であり、眼神経、上顎神経、下顎神経の３枝に分かれて分布する。
4．三叉神経は、顔面、歯、舌などに分布する。

CHECK

第11章　神経系

30 ▶▶ 次のうち、誤っているものはどれか1つ選びなさい。

1. 三叉神経は知覚性線維と運動性線維からなり、混合性である。
2. 味覚をつかさどる神経の一部は、顔面神経内を通る。
3. 内耳神経は、聴覚と体位の平衡覚をつかさどる。
4. 内耳神経は、蝸牛神経と三叉神経に分かれる。前者は聴覚をつかさどり、後者は平衡感覚と味覚をつかさどる。

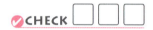

31 ▶▶ 次のうち、誤っているものはどれか1つ選びなさい。

1. 胸鎖乳突筋、僧帽筋の運動を支配するのは副神経である。
2. 舌下神経は舌に分布し、味覚をつかさどる。
3. 橈骨神経麻痺が起こると手の背屈ができなくなるが、物を握ることはできる。
4. 膝蓋腱反射中枢は腰髄にある。

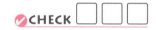

32 ▶▶ 次のうち、正しいものはどれか1つ選びなさい。

1. 脳膜は硬膜、クモ膜、軟膜の3枚の膜からなる。
2. 脳、脊髄は硬膜、クモ膜、軟膜の3層の結合組織性膜で包まれ、軟膜下腔は脳脊髄液で満たされている。
3. 脳脊髄膜は、硬膜とクモ膜の2層からなっている。クモ膜と脳あるいは脊髄との間はクモ膜下腔とよばれ、脳脊髄液を入れる。
4. 脳脊髄液は脳室、脳および脊髄のクモ膜下腔を満たしている液体で、静止して動かない。

第12章

感覚器系

学習のポイント

1. 感覚とは何か？
2. 外部からの刺激や体内で起こる刺激はどこで、
どのようにして受けとられるか？

1 感覚器系とは

　外部からの刺激や体内で起こった刺激を受けとり（認識するのではない）、神経系に伝える役目をもつ器官系を感覚器系という。**一般感覚器**（皮膚および筋、腱）、**味覚器**（舌）、**嗅覚器**（鼻）、**平衡聴覚器**（耳）、**視覚器**（眼）の5種がある。

2 刺激の受容器と刺激の種類

　刺激を受けとる装置を**受容器**といい、一定の刺激（**適当刺激**）しか受けとらない性質をもつ。刺激による興奮（活動電位）は、知覚神経を通じて求心的に**大脳皮質の感覚野**に達し、感覚として成立する。大脳皮質に達するまでに、いくつもニューロンを取り替え、複雑な知覚伝導路（p.119参照）を通る。すべての感覚は、その刺激を受けた神経線維が本来刺激を受けるべきはずの場所で起こっているように感ずる（**感覚投射**）。

機械的受容器：触覚・圧覚（圧力）、聴覚（音振動）、平衡覚（重力・加速度）、深部感覚（圧力・張力）

化学受容器：味覚（液体）、嗅覚（気体）

光受容器：視覚（可視光線、明暗と色）

温度受容器：温覚・冷覚（温度）

侵害受容器：痛覚（強刺激、発痛物質）

3 感覚の種類

1 体性感覚（体知覚）

1）皮膚感覚

　人体の外表面は**外皮**でおおわれる。外皮は**皮膚**（表皮、真皮、皮下組織）およびその**付属**

133

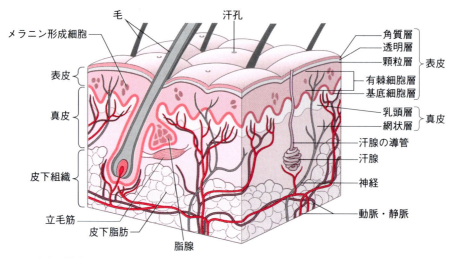

図12-1　皮膚の構造

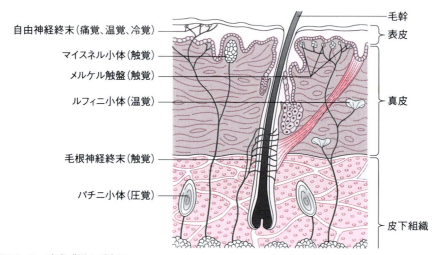

図12-2　皮膚感覚の受容器

器(毛、爪、汗腺・脂腺・乳腺)からなる(図12-1)。

皮膚の生理的作用として、①保護、②排泄、③吸収、④呼吸、⑤体温調節、⑥皮膚感覚があげられる。

皮膚感覚の受容器としては、マイスネル小体(触覚)、メルケル触覚板(触覚)、ファーターパチニ小体(圧覚)、ルフィニ小体(温覚)、クラウゼ小体(冷覚)などの知覚神経終末装置のほか、自由神経終末(痛覚)が刺激を感受している(図12-2)。受けとられた刺激は、神経の興奮として知覚神経により後根を経て脊髄に入り、上行して反対側の間脳の視床でニューロンを取り替え、大脳髄質の内包を通り、大脳皮質の体性感覚野に伝えられる。

2) 深部感覚

筋や腱にある受容器(筋紡錘、腱紡錘)で受けとられた筋の緊張(圧力・張力)の刺激は、一部皮膚感覚とともに大脳皮質の体性感覚野に達して深部感覚として意識にのぼるが、大部分は小脳で反射弓をつくり、無意識のうちに姿勢を制御するなどの反応を起こしている(錐体外路)。深部感覚には筋膜、骨膜、関節などの損傷による深部痛覚が含まれている。

2 内臓感覚

食欲、空腹感、かわき（渇）、性感、尿意、便意などの感覚を臓器感覚といい、内臓痛覚と合わせて内臓感覚という。内臓痛覚はしばしば連関痛を生じる。

3 特殊感覚

1）味覚

舌の有郭乳頭、葉状乳頭にある味蕾が主な受容器で、三叉神経第3枝下顎神経の舌神経に混入する顔面神経知覚枝（鼓索神経）により舌の前2/3の、舌咽神経により後1/3の味覚を橋・中脳を経て大脳皮質の味覚野に伝える。

2）嗅覚

鼻腔上部の粘膜の嗅上皮で刺激を受けとり、嗅神経により大脳半球内側面の嗅覚野に伝えられる。

3）視覚

視覚器は眼球と副眼器（眼瞼、結膜、涙器および眼筋）とからなる。

①眼球

球状の器官で眼窩の中にあり、前面を眼瞼で保護され後面では視神経によって脳とつながる（図12-3）。眼球外膜（眼球線維膜、角膜と強膜）、眼球中膜（眼球血管膜、ブドウ膜ともいう。虹彩、毛様体、脈絡膜）、眼球内膜（眼球神経膜、色素上皮層と網膜）の3層の膜によって包まれ、内部を水晶体（レンズ）と硝子体と眼房水が満たす。

光を受けとる感覚細胞は、網膜の最も外層にある視細胞で、杆状体（細胞）（光の明暗を受けとる）と錐状体（細胞）（光の波長、すなわち色を受けとる）の2種がある。これらで受けとった刺激は神経の興奮として視神経によって間脳の外側膝状体を経て、内包を通り大脳皮質の視覚野に伝えられる。

②眼の自律性調節作用

光反射（明暗で瞳孔が縮小・散大する）、近距離反射（近くのものを見るとき、水晶体が厚くなり、瞳孔が縮小する）（以上2つを瞳孔反射という）、眼瞼反射・角膜反射（急にものが近づいたり、角膜が刺激されたりすると眼瞼が閉じる）（以上中枢は中脳）および涙腺分泌反射（角膜、結膜の刺激により涙が分泌される。中枢は延髄）などがある。

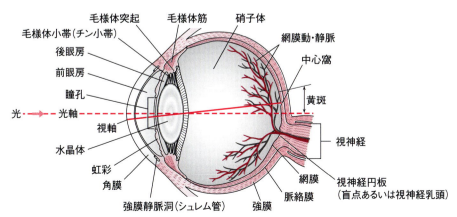

図12-3　眼の構造

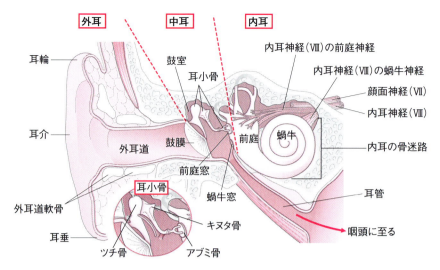

図12-4　耳の構造

4）聴覚

　耳の**外耳**（耳介と外耳道）と**中耳**（鼓膜と鼓室および耳管）は音波の集音・伝導器で、**内耳**の骨迷路（前庭、骨半規管、蝸牛）の中にある膜迷路（卵形嚢と球形嚢、膜半規管、蝸牛管）のうち、**蝸牛管**の中にある**ラセン器**（コルチ器）が音波の受容器である。ここにある有毛細胞で受けとられた刺激が、神経の興奮として内耳神経の**蝸牛神経**によって間脳の内側膝状体を経て内包を通り、大脳皮質の**聴覚野**に伝えられる。

　音の伝導と感受は、次のように起こる。外耳（空気**振動**）→鼓膜の**振動**→耳小骨の**振動**→内耳の外リンパの**波動**→蝸牛基底膜の**振動**→基底膜上のラセン器の有毛細胞の**興奮**→蝸牛神経→間脳内側膝状体→聴覚野

5）平衡覚（平衡反射）

　内耳の前庭にある膜迷路の**卵形嚢**と**球形嚢**の内面にある**平衡斑**と、**膜半規管**（半規管）内の**膨大部稜**が刺激の受容器である。

　平衡斑の有毛細胞は重力、遠心力・直線運動の加速度を受けとり、膨大部稜の有毛細胞は回転運動の加速度を受けとる。興奮は内耳神経の**前庭神経**によって延髄に伝えられ、その神経線維は錐体外路系運動路の中枢である小脳に入るほか、直接・間接に脊髄とも連絡し、複雑な反射弓をつくっている。大脳皮質に至る線維はわずかにすぎない。身体の姿勢の保持や運動がほとんど無意識のうちに行なわれているのは、このような平衡覚の受けとられ方による。

練習問題

1 ▶▶ 感覚器系について、誤っているものはどれか1つ選びなさい。

1．感覚器は視覚器、平衡聴覚器、嗅覚器、味覚器、一般感覚器の5種に区別される。

2．外皮とは皮膚およびこれに付属する毛・爪・皮膚腺などの総称である。

3．目に入る光量が増すと瞳孔は大きくなり、減じると縮小する。

4．目を閉じていても手足や身体の位置、また運動したときの力の出しぐあいなどを知ることができる。この機能を深部感覚という。

CHECK ☐☐☐

2 ▶▶ 次のうち、正しいものはどれか1つ選びなさい。

1．眼球中膜（ブドウ膜）は、脈絡膜、毛様体、虹彩よりなる。

2．味蕾は味細胞の集まりで、水や唾液に溶けた物質によって刺激されると、それが三叉神経によって味覚中枢に伝えられる。

3．網膜の視細胞は、錐状体と杆状体に分けられる。錐状体は明暗に、杆状体は色覚にかかわる。

4．皮膚には触覚、温覚、冷覚、痛覚などの受容器があり、いずれも全身にほぼ平均的に分布している。

CHECK ☐☐☐

3 ▶▶ 次のうち、正しいものはどれか1つ選びなさい。

1．真皮は強靭な結合組織からなるが、血管や神経を欠く。

2．爪の表皮は、有棘層が変化したものである。

3．目から入った光は角膜、前眼房、水晶体、硝子体の順に通過し、網膜に達する。

4．耳から入った音は、鼓膜、アブミ骨、キヌタ骨、ツチ骨、前庭窓、半規管の順に伝わり、感知される。

CHECK ☐☐☐

4 ▶▶ 次のうち、正しいものはどれか2つ選びなさい。

1．老視（老眼）は、水晶体の弾力性が老化現象により低下したことに起因する。

2．鼓膜損傷による聴力低下は、感音性難聴である。

3．味覚の感覚として甘味、酸味、苦味、塩味などがあるが、いずれの感覚細胞も舌のどの部分においても一様に分布している。

4．ヒトの嗅覚は一般に順応が弱く、長時間にわたってにおいを感じ続ける。

CHECK ☐☐☐

第12章 感覚器系

5 ▶▶ 次の感覚器に関するもののうち、視覚に関するもののみの組み合わせはどれか1つ選びなさい。

a．この受容器は外界からの刺激を自動的に調節することができる。この自動調節は自律神経による。

b．後頭葉内面にある鳥距溝付近の灰白質に、この中枢がある。

c．この感覚器は、本来は脳の一部とみなしてもよい。

d．この感覚器の受容器には、2種類の感覚細胞がある。

e．この感覚器の受容器には、少なくとも6種程度の構造をしたものがある。

f．この感覚器は、ヒトでは退化の傾向にある。

　　1.(a、c、e)　2.(b、d、f)　3.(b、c、d)　4.(a、e、f)

✓ CHECK ☐☐☐

6 ▶▶ 次のうち、誤っているものはどれか1つ選びなさい。

1．眼球の外層にある膜は、強膜とよばれる。

2．写真機の絞りの働きをするのは虹彩である。

3．明るいものを見るとき、瞳孔は小さくなる。近視眼では眼球軸が長くなり、網膜の前方に像を結ぶ。

4．遠近を見るときの眼の調節には、硝子体が最も重要な役割をする。

✓ CHECK ☐☐☐

7 ▶▶ 次のうち、誤っているものはどれか1つ選びなさい。

1．硝子体は、水晶体と網膜の間を満たす無色透明のゼリー様物質である。

2．眼球を動かす神経は、視神経である。

3．遠視は、物体からの平行光線が網膜の後方で像を結ぶ場合をいう。

4．ある物体からの平行光線が、網膜より前方で像を結ぶ場合を近視という。

✓ CHECK ☐☐☐

8 ▶▶ 次のうち、誤っているものはどれか1つ選びなさい。

1．平衡覚の感受器は内耳にある。

2．鼓膜は外耳道と鼓室の間にある、直径約1cmの膜である。

3．蝸牛管は平衡覚をつかさどる。

4．耳管は鼓室と咽頭腔との交通路となる。

✓ CHECK ☐☐☐

9 ▶▶ 次のうち、誤っているものはどれか1つ選びなさい。

1．内耳には重力、加速度の受容器がある。
2．耳小骨は3個の骨が互いにつながったもので、鼓膜の振動を内耳に伝える働きをする。
3．鼻腔上部の粘膜には嗅上皮があり、においの刺激による神経の興奮はここから嗅神経によって大脳の中枢に伝わる。
4．鼻涙管は鼻腔の上鼻道に開口している。

10 ▶▶ 次のうち、誤っているものはどれか1つ選びなさい。

1．内耳の蝸牛は、聴覚をつかさどる器官である。
2．内耳は側頭骨の錐体の中にあり、骨迷路と膜迷路からなる。
3．内耳には、ツチ骨、キヌタ骨、アブミ骨の3個の耳小骨がある。
4．コルチ器の有毛細胞は音の振動で興奮し、蝸牛神経にインパルスを送り出す。

11 ▶▶ 次のうち、正しいものはどれか1つ選びなさい。

1．視神経乳頭は最も強く光を感じ、乳頭のやや外側にある黄斑は光を感じない。
2．近いものを見るときは水晶体は薄くなり、屈折力を減らす。
3．眼の遠近調節は、毛様体筋の収縮・弛緩によって水晶体の球面を変化させることによって行なう。
4．眼球の運動をつかさどる眼筋は、すべて平滑筋である。

12 ▶▶ 次のうち、誤っているものはどれか1つ選びなさい。

1．角質器は表皮の角化変形したもので、爪と毛がこれに属する。
2．汗は主として大汗腺(アポクリン腺)から分泌される。
3．皮膚における水分の蒸発は発汗および不感蒸泄による。発汗は反射作用で行なわれ、温熱性発汗と精神的発汗の2種に分けられる。
4．蒙古斑(児斑)は、真皮内にメラニン色素が多量に存在するために現れる。

13 ▶▶ 次のうち、誤っているものはどれか1つ選びなさい。

1．眼球の運動には、動眼神経、滑車神経、外転神経が関係する。
2．味蕾は、舌の有郭乳頭、葉状乳頭などの上皮内にあり、味覚神経を介して味を感じる。
3．味覚をつかさどる神経の一部は、顔面神経内を通る。
4．白内障は硝子体が混濁して透明度が低下したものである。

第13章　体　温

第13章

体　温

学習のポイント

Point

1．体熱はどのように産生されるのか？
2．体温はどのように調節されているか？

1　体温とは

身体の内部温度を体温という。ヒトは体温を一定範囲内に保つ恒温動物である。

2　正常体温

日本人の正常体温は腋窩で測定され（腋窩温）、平均36.9±0.35℃。直腸温＞口腔温＞腋窩温の順で、口腔温は腋窩温より0.2〜0.3℃高く、直腸温は腋窩温より0.8〜0.9℃高い。

朝、目覚めた直後の体温を基礎体温という。成人女性では性周期（約28日）に伴い、0.5℃変動する。また、健康なヒトの体温は、1日のうちに約1℃変動する（日内変動）。午前4〜6時が最も低く、午後3〜8時が最も高い。

3　体熱の産生と放散

体熱は物質代謝と筋運動によって産生され、血液循環によって体内に均等に運ばれる。体熱の産生は骨格筋と肝臓で最も多い。体熱は体表面からの放射・伝導・対流および水分の蒸発などの物理的方法によって体外に放散され、産生と放散の調節によって体温は一定に保たれる。

水分の蒸発は、発汗および不感蒸泄による。汗は汗腺（エクリン腺、全身に200〜500万個）から1日に600〜700mL分泌される。暑いときや激しい運動時には1日10Lにも達する。

4　体温の調節

体熱の産生と放散は、間脳視床下部にある体温調節中枢によって自動的に調節されている。高温時には体熱の放散を盛んにし、低温時には熱の放散を防ぎ、また体熱の産生を盛んにする働きがある。

140

血液中の発熱物質(細菌毒素など外因性のものと、白血球によってつくられる内因性のものがある)によってこの中枢が刺激されると、中枢での設定体温が高まり、寒いと感じ(悪感)ふるえ(戦慄)を伴って**発熱**が起こる。体温が正常(平熱)に戻る(解熱)ときには設定体温が平熱に戻り、実際は発熱状態なため、暑いと感じて発汗を伴う。

練習問題

1 ▶▶　体温について、誤っているものはどれか１つ選びなさい。

1. 恒温動物には体熱の産生と外界への放散のバランスをとる機構がある。
2. 健康なヒトの体温は１日に約１℃変動する。これを日内変動(日差)といい、日の出前後に高値を、また日没前後に低値を示す。
3. 女性の性周期による基礎体温の変動(高温期と低温期の差)は約0.5℃である。
4. 皮膚や呼吸器からは発汗とは異なり、自覚のない水分の蒸発が絶えず行なわれている。これを不感蒸泄(不感蒸散)という。

CHECK

2 ▶▶　体温について、誤っているものはどれか１つ選びなさい。

1. 排卵後、卵胞ホルモンの分泌によって高温期となる。
2. 温熱性発汗は手掌、足底を除く全身に起こる。
3. 体温調節の中枢機能は、視床下部の視束前野・前視床下部の温度感受性ニューロンによる。
4. 精神性発汗は精神感動のあるとき、手掌・足底・腋窩などに起こる。

CHECK

3 ▶▶　次のうち、誤っているものはどれか１つ選びなさい。

1. 間脳(視床下部)に体温を調節する中枢があり、温熱の生成や放出を調節する。
2. 体温は主として骨格筋と肝臓で産生される。
3. 呼吸中枢や血管運動中枢は脳幹部にある。
4. 呼吸中枢は間脳にあり、温熱中枢は延髄にある。

CHECK

総合練習問題

1 ▶▶ 次の各問いについて、答えを1つ選びなさい。

A．心臓の刺激伝導系と関係のないものはどれか。

1．アウエルバッハ神経叢 　　2．洞結節 　　3．房室結節

4．ヒス束 　　5．プルキンエ線維

B．膵臓について誤っているものはどれか。

1．三角柱状 　　2．長さ15cm 　　3．重さ約60〜70g

4．第9〜12胸椎の高さ 　　5．腹膜後器官

C．次のうち、正しいものはどれか。

1．右肺と左肺は心臓の前後に位置している。

2．胸腺は縦隔内器官に属する。

3．気管・気管支は弾性線維に富む。

4．左気管支は右に比べて短く、太く、分岐角度が急である。

5．気管分岐部は、第3胸椎の高さにある。

D．甲状腺から分泌されるホルモンはどれか。

1．アドレナリン 　　2．オキシトシン 　　3．パラトルモン

4．サイロキシン 　　5．インスリン

E．次のうち、正しいものはどれか。

1．動脈管は、肺動脈と大動脈弓を連絡する。

2．冠状動脈は、左心室より出る。

3．右リンパ本幹は、右下半身のリンパを集める。

4．卵円孔は、心室中隔にある。

5．左総頸動脈は、腕頭動脈から分かれる。

F．次のうち、誤っているものはどれか。

1．骨膜は、骨の太さの成長や再生を行なう。

2．骨端軟骨は、骨の長軸の発育を行なう。

3．カルシウム、リン、ビタミンDが不足すると、骨の発育が阻害される。

4．骨の無機成分中、いちばん多いのは炭酸カルシウムである。

5．赤色骨髄は、血液の有形成分を新生する。

G. 消化酵素の作用で、誤っているものはどれか。

1. プチアリン：麦芽糖→グルコース
2. ペプシン：タンパク質→ペプトン→ポリペプチド
3. アミラーゼ：デンプン→麦芽糖
4. ステアプシン：脂肪→脂肪酸＋グリセリン
5. エレプシン：ポリペプチド→アミノ酸

H. 次のうち、誤っているものはどれか。

1. 胸鎖乳突筋は頭の前屈、回転、側方傾斜を行なう。
2. 上腕二頭筋は上腕の前面にあり、肘の伸展にあずかる。
3. 肋間筋は左右11対あり、肋骨を上下させて呼吸運動を行なわせる。
4. 大腿四頭筋は1つの腱となり、膝関節の前を通り脛骨の上端につく。
5. 下腿三頭筋の下部は合して、強い踵骨腱となって踵骨隆起につく。

I. 次のうち、正しいものはどれか。

1. 健康な人の心臓の大きさは、その人の握りこぶし大である。
2. 動脈にはところどころ弁がある。
3. 血圧は動脈のどの部分でも、ほぼ一定している。
4. 心臓に分布する神経を切り離すと、心臓は止まる。
5. 門脈系は肝臓の栄養を行なう血管系である。

J. 大脳について、正しいものはどれか。

1. 運動中枢は側頭葉にある。
2. 体性知覚中枢は前頭葉にある。
3. 右半身の運動中枢は、左大脳半球にある。
4. 中心溝の前に運動中枢があり、上部に顔や上肢の運動中枢がある。
5. 視覚中枢は前頭葉にある。

2 ▶▶ 次の文の（　　）内に語群から適当な語句を選びなさい。

1. 健康なヒトの体温は、1日のうちでも変動するが（　①　）が最も低い。
   ┌（語群）─────────────────────────┐
   │　a．午前4～6時　　b．午後3～8時　　c．深夜10～12時　│
   └────────────────────────────┘

2. 視覚をつかさどる網膜には光を感じる視細胞があるが、杆状体は（　②　）を感受する。
   ┌（語群）─────────────────────────┐
   │　a．明暗だけ　　b．色覚だけ　　c．明暗と色覚　│
   └────────────────────────────┘

3. 交感神経の伝達物質はノルアドレナリンで、副交感神経の伝達物質は（　③　）である。
   ┌（語群）─────────────────────────┐
   │　a．ノルアドレナリン　　b．アドレナリン　　c．アセチルコリン　│
   └────────────────────────────┘

4．手が熱いやかんに触れたとき、すばやく手を引っ込めるような反射を逃避反射とよぶが、この反射の中枢は（　④　）である。

─（語群）─────────────────────────────
　a．大脳皮質　　　b．延髄　　　c．脊髄

5．味覚は舌の前2/3は顔面神経がつかさどるが、後ろ1/3は（　⑤　）神経である。

─（語群）─────────────────────────────
　a．舌咽　　　b．迷走　　　c．舌下

6．腎小体を血液が流れる間に濾過されて1日約160Lの原尿ができるが、再吸収されて最終的に約（　⑥　）Lの尿となる。

─（語群）─────────────────────────────
　a．1～1.5　　　b．3～5　　　c．5～10

7．腎臓の位置を右と左を比較すると（　⑦　）。

─（語群）─────────────────────────────
　a．右のほうが低い　　　b．左のほうが低い　　　c．左右等しい

8．右肺は3葉、左肺は（　⑧　）葉からなる。

─（語群）─────────────────────────────
　a．1　　　b．2　　　c．3

9．左心房と左心室の間にある弁を（　⑨　）という。

─（語群）─────────────────────────────
　a．僧帽弁　　　b．三尖弁　　　c．大動脈弁

10．新生児では頭蓋骨の大泉門、小泉門が開いているが、大泉門は約1年半、小泉門は約（　⑩　）で自然に閉鎖する。

─（語群）─────────────────────────────
　a．6か月　　　b．1年半　　　c．3年

3 ▶▶　次の文の（　　）内から最も正しいものを1つ選びなさい。

1．大腿前面の筋は（ア．坐骨神経　　イ．大腿神経　　ウ．閉鎖神経）により支配される。

2．（ア．耳下腺　　イ．胸腺　　ウ．涙腺）は大唾液腺の一つである。

3．成人の1日の尿量は約（ア．0.5　　イ．1.5　　ウ．3.5）Lである。

4．脳全体の血流量は毎分約750mLで心拍出量の約（ア．1/50　　イ．1/15　　ウ．1/6）である。

5．寛骨は坐骨、恥骨と（ア．蝶形骨　　イ．仙骨　　ウ．腸骨）からなる。

6．胃液はpH約1の強酸性の液で、主な消化酵素として（ア．ペプシン　　イ．セクレチン　　ウ．ガストリン）を含む。

7．分時換気量は成人でおよそ（ア．1～2　　イ．6～8　　ウ．15～20）Lで、運動時には50～70Lになる。

8．心臓を養う血管は（ア．気管支動脈　　イ．内頸動脈　　ウ．冠状動脈）である。

9．日本人男性（20歳）の基礎代謝は、約（ア．500　　イ．1,000　　ウ．1,500）kcalである。

10．クモ膜下腔は、（ア．脳脊髄液　　イ．リンパ　　ウ．血液）で満たされる。

4 ▶▶ 次の文の（　　）の中に、下の語群から最も適当な語句を選びなさい。

1. 1個の細胞が2分して、2個の細胞になる現象を（①　　　　　　　　）という。

2. 膵臓のランゲルハンス島のα細胞からグルカゴン、β細胞から（②　　　　　　　　）というホルモンが分泌される。

3. 肺活量は、予備吸気量＋予備呼気量＋（③　　　　　　　　）である。

4. ブローカの言語中枢が破壊されると、意味のあることばを話すことができない。これを（④　　　　　　　　）という。

5. 交感神経線維の末端からは、（⑤　　　　　　　　）が分泌される。

─（語群）────────────────────────────────
1回換気量　　全肺気量　　細胞分裂　　加水分解　　運動性失語

感覚性失語　　ガストリン　　アセチルコリン　　インスリン

ノルアドレナリン
───────────────────────────────────────

5 ▶▶ 次の文の（　）内に、下記の語句から適当なものを選びなさい。

1. 正常な小腸では、分節、蠕動、（①　　　　　　　　）の3種の運動が行なわれている。

2. 脂肪は脂肪酸と（②　　　　　　　）にまで分解され、吸収される。

3. 視床とレンズ核の間の白質の部位を（③　　　　　　　）といい、大脳皮質と連絡する運動および知覚の伝導路の大部分が集まってここを通る。

4. 腸腰筋は股関節を（④　　　　　　　）する働きがある。

5. 心筋と平滑筋は（⑤　　　　　　　）ともよばれる。

─（語群）────────────────────────────────
横紋筋　　グリセリン　　伸展　　内包　　屈曲　　アミノ酸　　外包

嚥下　　振子　　不随意筋
───────────────────────────────────────

6 ▶▶ 次の文の（　）内に、下記の語群から適切な語句を選びなさい。

1. （①　　　　　　　　）の障害により、種々の不随意運動が起こる。

2. 音の刺激は、内耳の（②　　　　　　　）で感じる。

3. 色覚に関係するのは、網膜の視細胞の（③　　　　　　　）である。

4. 第一頸椎を（④　　　　　　　）ともよぶ。

5. 抗利尿ホルモン（ADH）は、脳下垂体（⑤　　　　　　　）から分泌される。

─（語群）────────────────────────────────
蝸牛管　　杆状体　　環　椎　　後　葉　　膜半規管　　軸　椎　　水晶体

錐状体　　脊　髄　　前　庭　　前　葉　　大脳基底核　　大脳皮質　　中　葉
───────────────────────────────────────

総合練習問題

7 ▶▶ 次の文の正しいものに○を、誤っているものに×をつけなさい。

( ) 1．黄色骨髄は造血機能があって、赤血球、白血球、血小板をつくる。

( ) 2．脊柱を構成する骨は椎骨であって、各椎骨間には線維軟骨がある。

( ) 3．顎関節は下顎骨の関節突起と上顎骨の関節窩によってできている。

( ) 4．肋軟骨や気管軟骨は硝子軟骨よりできている。

( ) 5．寛骨は腸骨、恥骨および腓骨よりなり、寛骨臼でそれぞれが癒合している。

( ) 6．気管や卵管の上皮は線毛上皮である。

8 ▶▶ 次のうち、正しいものはどれか。

1．頭蓋は15種23個の骨からなるが、頭蓋骨のうち、内部に鼓室を有する骨は（ア．後頭骨　　イ．側頭骨）である。

2．中枢神経である脳は終脳、間脳、中脳、橋、（ア．延髄　　イ．脊髄）、小脳の各部からなっている。

3．内耳の器官で聴覚をつかさどる部位は、（ア．半規管　　イ．蝸牛管）である。

4．発生学的に男性の陰茎（正しくは陰茎海綿体）に相当するものは、女性では（ア．陰核　　イ．腟）である。

9 ▶▶ 次のA項と最も関係の深いものをB項より選びなさい。

A項	B項
1．扁平上皮	a．卵管
2．線毛上皮	b．膀胱
3．円柱上皮	c．食道
4．立方上皮	d．尿細管
5．移行上皮	e．胃

10 ▶▶ 次の文の（　　）内のうち、正しいものはどれか。

1．ヒトの吸気中の空気の酸素濃度は約21％であるが、呼気中の酸素濃度は約（ア．8％　　イ．16%）である。

2．ヒトの血液の酸塩基平衡（pH）は約（ア．6.4　　イ．7.4）とほぼ一定に保たれている。

3．成人の脈拍数は正常で1分間に約（ア．30〜40　　イ．60〜80）である。

11 ▶▶ 次の数値のうち、成人の正常範囲内の値であるものを2つ選びなさい。

1．収縮期血圧 ───────── 130mmHg

2．血液ヘモグロビン（女性）── 10g/dL

3．呼吸数 ───────── 40回/分

4．空腹時血糖値 ───────── 130mg/dL

5．糸球体濾過量GFR（女性）── 110mL/分

12 ▶▶ 次の文の（　　　）内のうち、正しいものはどれか。

1．大泉門は、生後（ア．0.5　　イ．2　　ウ．3）年前後で閉じる。

2．成人の切歯から胃の噴門までの長さは、（ア．20　　イ．40　　ウ．60）cmである。

3．呼吸数は年齢によって異なるが、成人では1分間に、（ア．5　　イ．15　　ウ．30）回である。

4．胎児では、下大静脈から右心房に入った血液の大部分は、肺循環系を通ることなく、（ア．卵円孔　　イ．ボタロー管　　ウ．臍動脈）を経て左心房に入る。

5．基礎代謝は性や年齢により異なるが、成人においてはおよそ1日約（ア．800〜1,000　　イ．1,200〜1,400　　ウ．1,600〜1,800）kcalである。

13 ▶▶ 次の文の（　　　）内のうち、正しいものはどれか。

1．脳へ行く動脈は内頸動脈と（ア．椎骨動脈　　イ．外頸動脈）である。

2．腹式呼吸は主として（ア．腹直筋　　イ．横隔膜）の働きによって行なわれる。

3．時間肺活量の1秒率というのは、1秒間に（ア．肺活量　　イ．全肺気量）の何％が呼出されるかをいう。

4．パラトルモンの分泌が不足すると血液中のカルシウム濃度は（ア．高く　　イ．低く）なり、けいれん（テタニー）を起こす。

5．腕頭静脈は（ア．内頸静脈　　イ．外頸静脈）と鎖骨下静脈の合流したもので、合流点を静脈角という。

6．大・小伏在静脈は（ア．上肢　　イ．下肢）の皮静脈である。

7．血漿タンパクの量は通常約（ア．9.5　　イ．7.5）g/dLで、その成分はアルブミンとグロブリンに大別される。

8．空腹時血糖の正常値は（ア．80〜100　　イ．120〜140）mg/dLで、160mg/dLを超えると糖が尿中に出現する。

9．心筋の自動性の興奮は（ア．房室結節　　イ．洞結節）から始まる。

10．肺の機能血管は（ア．肺動静脈　　イ．気管支動静脈）である。

14 ▶▶ 次の文の正しいものに○を、誤っているものに×をつけなさい。

（　　）　1．骨盤は左右の寛骨、尾骨、仙骨よりなっている。

（　　）　2．男女両性の別は性染色体によるもので、XとYに分かれ、XとXをもてば男性、XとYをもてば女性である。

（　　）　3．第三脳室と第四脳室とは中脳水道でつながっている。

（　　）　4．脊髄神経は脊髄から出る運動神経と、脊髄に入る知覚神経からなっている。

（　　）　5．横隔膜は肋間を走る筋性の膜で、呼吸運動に関係している。

（　　）　6．三角筋は肩関節をおおう筋で、上腕の外転の働きがある。

（　　）　7．大腿四頭筋は膝関節の屈曲に関係している。

（　　）　8．粘膜は粘膜上皮、粘膜固有層、粘膜筋板の3層に分けられる。

（　　）　9．鼠径靭帯は外腹斜筋腱膜下縁の肥厚したものである。

（　　）　10．心筋は横紋をもっているが、不随意筋である。

総合練習問題

15▶▶ 次のうち、正しいものに○を、誤っているものに×を記入しなさい。

（　）　1．迷走神経は副交感神経系に属し、胸部および腹部の内臓に広く分布する。

（　）　2．心電図のP波は心房の収縮を示している。

（　）　3．REM（レム）睡眠時の脳波は徐波を示す。

（　）　4．ミオグロビンの多い白筋は疲労しにくく、持続的収縮に適している。

（　）　5．目に入る光量が増すと瞳孔は大きくなり、減じると縮小する。

16▶▶ 次のうち、正しいものに○を、誤っているものに×を記入しなさい。

（　）　1．筋の収縮にはカルシウムイオンの存在が必要である。

（　）　2．精巣からアンドロゲンが分泌される。

（　）　3．血小板は血液の凝固に関与し、血液中に約20万〜40万/μL存在する。

（　）　4．左右の気管支は、ほぼ対称に分岐している。

（　）　5．上肢を真上にあげるとき、肩甲骨は動かない。

（　）　6．虫垂は回腸と空腸の境界部にある。

（　）　7．インスリンは血糖値を上昇させる。

（　）　8．神経の伝導速度は、神経線維の太さに比例しない。

（　）　9．左右の尿管口と内尿道口を結ぶ三角形の場所を膀胱三角という。

（　）　10．光は角膜—前眼房—硝子体—水晶体を経て網膜の視細胞に至る。

17▶▶ 次のうち、正しいものに○を、誤りのあるものに×を記入しなさい。

（　）　1．結合組織には細胞は少なく、基質として線維状のものが多数含まれる。

（　）　2．気管、気管支、肺胞、食道などの上皮細胞はすべて線毛上皮である。

（　）　3．平滑筋は心臓以外の内臓や血管に分布し、随意的に収縮させることができないので不随意筋とよばれる。

（　）　4．神経細胞とこれから出る突起を合わせてネフロンとよぶ。

（　）　5．Rh陰性の人は、Rh陽性の人からも陰性の人からも輸血を受けられる。

（　）　6．下腿には2つの長骨が平行してあり、内側にある太い骨が脛骨、外側にある細い骨が腓骨である。

（　）　7．胃液は強酸性であるが、膵液には炭酸水素ナトリウムが多く含まれている。

（　）　8．上大静脈は頭部、頸部、上肢、胸部上部など上半身からの静脈を受けるが、胸腹壁からの静脈である奇静脈も上大静脈に入る。

（　）　9．唾液腺には耳下腺と顎下腺の2種類がある。

（　）　10．肺胞と毛細血管の間のガス交換は、O_2よりもCO_2のほうが通りやすい。

18 ▶▶ 次のうち、正しいものには○を、誤っているものには×を記入しなさい。

( ) 1．細胞は興奮の直後に刺激を加えても興奮が起きないが、興奮の起きない時期を不応期という。

( ) 2．腹膜筋は外腹斜筋と内腹斜筋の間に位置する。

( ) 3．胸腔は横隔膜や外肋間筋の収縮により拡大し、肺に空気が吸い込まれる。

( ) 4．迷走神経は延髄に発し、その刺激によって心拍数は減少する。

( ) 5．下半身からの静脈である奇静脈は下大静脈に注ぐ。

( ) 6．インスリンは膵臓のランゲルハンス島から分泌され、これが不足すると低血糖となる。

( ) 7．下垂体前葉ホルモン（ACTH）は副腎皮質ホルモンの分泌を促進する。

( ) 8．脳神経は脳から出る12対の末梢神経である。

( ) 9．神経線維のインパルスは指趾などの直径の細い神経ほど速く伝導する。

( ) 10．組成のうえで、髄液と血清との大きな違いはタンパク質の含量である。

19 ▶▶ 次の問いについて、簡単に答えなさい。

1．眼球の運動を支配する脳神経は（　　　　　）神経、（　　　　　）神経、（　　　　　）神経である。

2．顔面の表情筋を支配する運動神経は（　　　　　）神経である。

3．舌の運動に関係する神経は（　　　　　）神経である。

4．膝蓋腱反射には、少なくとも（　　　　　）つのニューロンが関係する。

5．胆汁は（　　　　　）でつくられて分泌される。

6．上腕に前腕を近づけることを（　　　　　）の屈曲または（　　　　　）の屈曲という。

7．アキレス腱（踵骨腱）を構成する筋を（　　　　　）という。

8．胃粘膜のペプシノーゲンを分泌する細胞は（　　　　　）である。

（語群）

| 動眼 | 滑車 | 外転 | 顔面 | 舌下 | 迷走 | 2 | 3 | 肝臓 | 胆嚢 |
| 肘関節 | 前腕 | 上腕 | 下腿三頭筋 | 大腿四頭筋 | 主細胞 | 壁細胞 |

総合練習問題

記憶すべき数値

第1章　総論

<細胞の大きさ>

10〜30μm。〔ただし、長さ5cmの筋細胞、直径200μm（0.2mm）の卵細胞、長さ50μm（0.05mm）の精子、直径7.7μmの赤血球などがある〕

<人体中の細胞の数>

約30兆

<細胞中の化学成分>

水：60〜65％　約2/3

有機物：25〜30％

元素：O（約62％）、C（約21％）、H（約10％）、N（約3％）、Ca（約2％）、P（約1％）。残りの約1％をK、S、Na、Cl、Mg、Fe、I、Cu、F、Zn、Mn、Si、Alなどが占める（太字は主要元素）。

<器官の大きさと体重との割合>

骨格系：1/7〜1/5

筋　系：2/5〜1/2

血　液：1/10〜1/13、約8％（その1/3を失うと死ぬ）

肝　蔵：1/50（1,000〜1,500g）

第2章　骨格系

<骨の数>

全部で200個余り。余りというのは、耳小骨3対、種子骨が若干ある。

頭蓋：15種23個の頭蓋骨

　左右に1対あるもの（8種——頭頂骨・側頭骨・鼻骨・涙骨・下鼻甲介・頬骨・上顎骨・口蓋骨）

　関節によって連結するもの（1組——側頭骨・下顎骨）

　遊離するもの（1個——舌骨）

脊柱：計32〜34個の椎骨からなる。ただし成人では26個。頸椎7、胸椎12、腰椎5、仙椎5（仙骨1）、尾椎3〜5（尾骨1）

胸郭：12対24個の肋骨、12個の胸椎、1個の胸骨

肋骨：真肋第1〜第7、仮肋第8〜第12、浮遊弓肋第11、第12

上肢骨：8種64個。鎖骨、肩甲骨、上腕骨、橈骨、尺骨、以上1対ずつ。手根骨（8対）、中手骨（5対）、指骨（3種28個。基節骨、中節骨、末節骨。2・3・3・3・3対）

下肢骨：8種62個。寛骨、大腿骨、膝蓋骨、脛骨、腓骨、以上1対ずつ。足根骨（7対）、中足骨（5対）、足の指骨（3種28個。3種は手と同じ）

骨盤：左右の寛骨、仙骨、尾骨の3種類、4個の骨からなる。

<泉門の閉じる時期>

大泉門：生後約2年

小泉門：生後約6か月

第3章　筋系

＜筋の種類＞

3種類。骨格筋（横紋筋・随意筋）、心筋（横紋筋・不随意筋）、内臓筋（平滑筋・不随意筋）

＜全身の筋の数と量＞

約400、体重の約2/5〜1/2

＜骨格筋の組成＞

80％が水、残りの20％の大部分はタンパク質（ミオシン、アクチン）

＜横隔膜にある孔の数＞

3つ（大動脈裂孔・食道裂孔・大静脈孔）。ただし裂孔は2つ

＜鼠径管の長さ＞

約4cm

＜主な呼吸筋＞

2つ。外肋間筋と横隔膜（すなわち、主な吸気筋だけ）

第4章　循環器系

心臓の大きさ：その人の握りこぶし大。約200〜300g

尖弁の数：右房室弁―三尖弁、左房室弁―二尖弁（僧帽弁）

心拍動数（回/分）：成人（男65〜72、女70〜80）、新生児130〜145、乳児110〜130、学童80〜90

心臓拍動による1回の拍出量：60〜70mL

分時（毎分）拍出量：4〜6L

洞（房）結節の興奮の数：1分間60〜70回〔心臓拍動の歩調取り（ペースメーカー）〕

血流速度：大動脈内毎秒約20〜50cm、毛細血管内毎秒約0.5〜1.0mm

血圧：（上腕動脈で）収縮期（最大）血圧110〜130mmHg、弛緩期（最小）血圧60〜80mmHg（ミリメートルエイチジーと読む。水銀柱の高さ）

大動脈内血圧：150mmHg

脈圧：（最高血圧－最低血圧）40〜50mmHg

全身循環時間：約20秒（動脈から静脈へ）。約1分（全身）

脾臓の大きさ：重さ100〜200g。長さ約10cm、幅6cm、厚さ3cm

第5章　血液・組織間液およびリンパ

＜体液の種類＞

3つ。血液（血管内）、組織間液（組織内）、リンパ（リンパ管内）

＜血液の一般的性質＞

血液量：体重の1/10〜1/13。90％が体内を循環し、10％が肝臓や脾臓内にある。

血液のpH：7.4（7.36〜7.44、弱アルカリ性）（7.36以下アシドーシス、7.44以上アルカローシス）

血液の比重：1.06（1.055〜1.066）

血漿タンパク量：7.5（7.0〜8.0）g/dL

A/G比（アルブミン量とグロブリン量の比）：1.5〜2.0

血漿水分量：90〜92％が水

空腹時血糖値：80〜100mg/dL、130mg/dL以上高血糖、60mg/dL以下低血糖、血糖値が160mg/dLを超えると糖尿が現れる。

赤血球数：成人男性で 1 μL中500万個、成人女性で 1 μL中450万個、寿命は約120日、骨髄でつくられ、肝臓または脾臓で壊される。

血色素量：成人男性16g/dL、成人女性14g/dL（ザーリ法では男性100％、女性90％）

白血球数：1 μL中7,000（4,000〜10,000）個、顆粒白血球は骨髄でつくられ、無顆粒白血球は脾臓、リンパ節でつくられ、いずれも脾臓または肝臓で壊される。

白血球の種類：好中球50〜70％、好酸球 1 〜 4 ％、好塩基球0.4〜0.5％、リンパ球20〜40％、単球 2 〜 8 ％、細胞の大きさとしては単球が最も大きい。

血小板数：1 μL中15万〜40万個、骨髄でつくられ、脾臓で壊される。

生理食塩水の濃度：0.85〜0.9％

リンゲル液の濃度：0.86％の$NaCl$水にCaとKの塩類を微量混ぜる。

赤沈の基準値： 1 時間に男性10mm以内、女性15mm以内。

凝固時間の基準範囲： 5 〜14分

第6章　呼吸器系

気管の長さ：約10cm

肺葉の数：左肺 2 葉、右肺 3 葉

左肺と右肺の容積比： 8 対10

肺胞の全表面積：約90m²

呼吸数：成人で15〜17回／分、新生児で40〜50回／分

換気量： 1 回ごとに約500mL

分時（毎分）換気量：成人で約 6 〜 8 L（ 1 回換気量× 1 分間の呼吸数）

肺活量：成人男性 3 〜 6 L、成人女性 2 〜 4 L

残気量：1.0〜1.5L

時間肺活量の 1 秒率：70％以上

空気のガス組成：N_2約79％、O_2約21％、CO_2約0.03％、残りは微量

呼気中のガス組成：O_2約16％、CO_2約 4 ％、N_2約79％（N_2の％は空気と変わらず）

第7章　消化器系

＜個々の器官の大きさ、長さ＞

消化管：全長約 9 m、上方約40cm以外はすべて腹腔内にある。

咽頭─約12cm

食道─約25cm

胃─容積約1,200mL

小腸─全長 6 〜 7 m、直径 4 〜 6 cm（十二指腸約25cm）

大腸─全長約1.5m、太さ 5 〜 8 cm（盲腸約 5 cm、虫垂 6 〜 8 cm、直腸約20cm）

肝臓：体重の約1/50、重さ約1,200g(1,000〜1,500g)、左葉と右葉。右葉に尾状葉、方形葉。

膵臓：長さ約15cm、幅3〜6cm、厚さ2〜3cm、重さ60〜70g

胆嚢：長さ約9cm、幅約4cm

総胆管の長さ：約3.5cm

＜その他＞

乳歯の数：20本、生後2年までに全部生える(切歯2、犬歯1、臼歯2、片方のみ)。

永久歯の数：32本(切歯2、犬歯1、小臼歯2、大臼歯3)

消化腺の数：3つ。大口腔腺(唾液腺)、肝臓、膵臓

大唾液腺(口腔腺)の数：3つ。顎下腺、舌下腺、耳下腺

食道の生理的狭窄部：3つ。起始部(第6頸椎の高さ、上顎切歯より15cm、気管分岐部(第4胸椎の高さ、同25cm)、横隔膜貫通部(同40cm)

唾液：分泌量1日に1,000〜1,500mL、pH6.4〜7.0(弱酸性)

胃液：分泌量1日に1,500〜2,500mL、pH約1.0(強酸性)

膵液：分泌量1日に500〜1,000mL、pH7〜8(弱アルカリ性)

胆汁：分泌量500〜1,000mL

必要熱量：1日2,000〜2,500kcal(重労働者3,000〜4,000kcal)

基礎代謝量：1日1,200〜1,500kcal、うち2/3が骨格筋で、残りの1/3が内臓(とくに肝臓)で消費される。

第8章　泌尿器系

＜器官の大きさ＞

腎臓：長さ約10cm、幅5cm、厚さ3〜4cm、重さ120〜130g、第12胸椎〜第3腰椎の高さ。

尿管：長さ25〜30cm、直径5mm

膀胱：容量約500mL

尿道：男性16〜18cm、女性3〜4cm

＜尿の性質＞

成分：水95％

固形物(尿素、クレアチニン、尿酸、アンモニア、NaCl、その他の無機塩類)5％

排泄量：1日1〜1.5L(原尿：1日160〜180L)

比重：1.015〜1.030

pH：4.5〜8.0

浸透圧：血漿の2〜9倍

色：淡黄色透明

＜その他＞

腎小体の数：1個の腎臓に約100万個

腎錐体の数：1個の腎臓に10数個

第9章　生殖器系

＜器官の大きさ＞

精巣：長径4〜5cm、約10g

精管：長さ約40cm、直径約4mm

精索：長さ約11.5cm、直径約0.5cm

前立腺：長さ約2.5cm、幅約4cm、栗の実の形・大きさ。

海綿体の数：3つ。陰茎海綿体2つ、尿道海綿体1つ

射精量と精子の数：1回2～4mL、1回の射精液中に1～2億個

精子の大きさ：長さ約0.5mm(50μm)

卵巣：長径約3cm、幅約1.5cmの楕円形

卵子：直径約0.2mm

卵管：長さ7～15cm

子宮：全長約7cm(体約4.5cm、頸約2.5cm)、幅4cm、厚さ2cm

腟：長さ7～8cm

＜染色体＞

染色体の数：体細胞で46個(常染色体44個、性染色体2個)——44＋XY(男)、44＋XX(女)

性染色体の種類：XとYの2種類、XYで男性、XXで女性

生殖細胞の種類：2種類、精子(22＋X、22＋Y)と卵子(22＋X)

第11章　神経系

脊髄：長さ40～50cm、直径1cm、第1～2腰椎の高さで脊髄円錐となって終わる。

脳：重さ約1,300g

脊髄神経：31対。頸神経8対、胸神経12対、腰神経5対、仙骨神経5対、尾骨神経1対

脳神経：12対

脳室：4つ(側脳室：各大脳半球に1つ、計2、第三脳室・第四脳室：それぞれ1つ)

興奮の伝導速度：毎秒2～120m、太い神経ほど速く伝わる。有髄神経線維では、無髄神経線維より10倍速く伝わる(跳躍伝導)。

脳脊髄液：1日約400mL分泌され、総量100～150mL(脳と脊髄に半分ずつ存在)、臥位液圧60～150mmH2O(水柱ミリメートルと読む)、坐位液圧150～200mmH2O(腰椎部)、比重約1.006

第12章　感覚器系

鼓膜の大きさ：直径約1cm

耳小骨の数：3種。鼓膜の方からツチ骨、キヌタ骨、アブミ骨(前庭窓をふさぐ)

第13章　体温

正常体温：腋窩で約37℃(36.9±0.35℃)。直腸温＞口腔温＞腋窩温の順に低くなる。

体温の日内変動：約1℃、午前4～6時が最も低く、午後3～8時が最も高い。

発汗量：汗腺(エクリン腺)から1日に600～700mL分泌(安静時)

エクリン腺の数：全身に200万～500万個

さくいん

◆ あ行 ◆

新しい皮質	117
アドレナリン	107
アンドロゲン	108
胃	73
胃液	73、77
異化作用	80
閾値	27
一般感覚器	133
陰茎	98
インスリン	108
咽頭	58
咽頭扁桃	58
陰嚢	98
右心室	35
右心房	34、37
運動性言語中枢	117
運動野	117
栄養素	78
腋窩動脈	40
液性調節	105
S状結腸	73
遠位	11
嚥下	77
延髄	115
横隔膜	27
横行結腸	73
黄色骨髄	15
黄体ホルモン	108
横紋筋	23
オキシトシン	107
オリーブ核	115
温度受容器	133

◆ か行 ◆

回外	25
外呼吸	26、62
外耳	136
外旋	26
外側	11
回腸	73
外転	25
外転神経	121
外套	117
回内	25
灰白質	114、115
外鼻	58
外分泌腺	76
外肋間筋	25、62
化学的受容器	64
下顎神経	121
化学性調節	105
化学的消化	77
化学伝達物質	123
蝸牛管	136
蝸牛神経	121
核	9、114
核形質	9

核小体	9
拡張期血圧	39
角膜反射	135
下行結腸	73
下行性伝導路	119
下行大動脈	35
下垂体	18、107
下垂体前葉ホルモン放出ホルモン	108
下垂体前葉ホルモン放出抑制ホルモン	108
ガス交換	63
ガストリン	108
ガスの運搬	64
下大静脈	35、37
滑車神経	121
下鼻道	58
カルシトニン	107
仮肋	18
感覚性言語野	117
感覚投射	133
感覚野	120
含気骨	14
眼球	135
換気量	63
眼筋	135
眼瞼	135
眼瞼反射	124、135
冠状循環	39
冠状静脈洞	35
杆状体(細胞)	135
冠状動脈	35
眼神経	121
幹神経節	121
関節	16
関節軟骨	15
肝臓	74
間脳	117
間膜	77
顔面神経	121
顔面動脈	40
機械的受容器	133
機械的消化	70
器官	8
気管	60
気管支	60
基礎体温	140
基礎代謝	80
拮抗筋	26
気道	60
嗅覚	135
嗅覚器	133
嗅覚野	117、135
嗅覚路	119
球形嚢	136
吸収	78
嗅上皮	135
嗅神経	119、135
嗅脳	117

橋	116
橋核	116
胸郭	18
胸管	37、40、49
胸腔	10
胸式呼吸	62
強縮	27
胸腺	108
胸大動脈	35、37
胸腹式呼吸	62
胸膜	60
胸膜腔	60
近位	11
筋運動	25
近距離反射	135
筋層	72、76
筋組織	10、23
筋電図	27
筋の緊張	27
筋紡錘	134
空腸	73
空腹時血糖値	50
口	70
屈曲	26
屈曲反射	124
クモ膜下腔	119
グルカゴン	108
頸静脈孔	37
脛側	11
系統	8
頸動脈小体	64
血管	33
血管系	33
血球の凝集	51
血色素	50
血漿	50
血漿タンパク量	50
血小板	51
結代	39
結腸	73
結腸ヒモ	73
結腸膨起	73
血餅	50、51
血圧	38
血液	49
血液ガス	63
血液型	51、52
血液脳関門	39
血液脳脊髄液関門	39
血液の凝固	51
結膜	135
原形質	9
減数分裂	9、98、100
腱紡錘	134
口蓋	70
口蓋垂	70
口蓋扁桃	72
睾丸	97
交換血管	39

交感神経	121	
口腔	70	
後脛骨動脈	37、40	
後形質	9	
高血圧症	39	
硬口蓋	70	
甲状腺	107	
甲状腺刺激ホルモン	107	
甲状軟骨	60	
硬直	27	
喉頭	60	
喉頭蓋	60	
喉頭蓋軟骨	60	
後頭葉	117	
喉頭隆起	60	
広背筋	25	
後鼻孔	58	
興奮の伝達物質	123	
興奮の伝導速度	123	
硬膜静脈洞	37	
硬膜下腔	119	
硬脈	39	
抗利尿ホルモン	107	
呼吸	58、62	
呼吸型	62	
呼吸筋	26	
呼吸数	63	
呼吸中枢	64	
呼吸の調節	64	
鼓索神経	121	
骨格筋	10、23、24	
骨幹	14	
骨端	14	
骨端軟骨	15	
骨結合	16	
骨質	15	
骨髄	15	
骨組織	15	
骨盤	10、18	
骨膜	14	
骨迷路	18	
ゴルジ装置	9	
コルチコステロイド	107	
コレシストキニン	108	
混合骨	14	

◆ さ行 ◆

最小血圧	39	
臍静脈	38	
最大血圧	39	
臍動脈	38	
細胞	8	
細胞形質	9	
細胞(質)体	9	
細胞小器官	9	
細胞分裂	9	
サイロキシン	107	
左心室	35	
左心房	35	
残気量	63	
三叉神経	121	
三叉神経節	121	
三尖弁	35	
視覚	135	

視覚器	135	
視覚野	117、135	
視覚路	119	
耳管	58	
時間肺活量の1秒率	63	
耳管扁桃	58	
子宮	100	
糸球体	91	
糸球体嚢	91	
軸索	115	
刺激伝導系	38	
篩骨洞	58	
視細胞	135	
支持組織	10	
支質	76	
視床	117	
視床下部	107	
視床下部のホルモン	108	
視床後部	117	
視床上部	117	
糸状乳頭	70	
茸状乳頭	70	
矢状面	10	
視神経	121	
姿勢反射	124	
自然体	10	
舌	70	
実質	76	
実質器官	74、76	
膝蓋腱反射	26	
シナプス	115	
尺側	11	
縦隔	60	
集合管	91	
収縮期血圧	38	
十二指腸	73	
終脳	117	
絨毛	73	
樹状突起	114	
受容器	133	
シュワン鞘	115	
消化	70	
消化管の運動	77	
消化管のホルモン	108	
上顎神経	121	
上顎洞	58	
松果体	108	
小胸筋	26	
上行結腸	73	
上行性伝導路	119	
上行大動脈	35	
小循環	35	
小泉門	18	
上大静脈	35、37	
小腸	73	
小脳	117	
小脳核	117	
上皮小体	107	
上皮組織	8、10	
上鼻道	58	
小胞体	9	
漿膜	76	
静脈	35	
静脈角	40	
静脈管	38	

静脈弁	35	
小葉	74、76	
上腕動脈	37、40	
食道	58	
食道裂孔	27	
女性生殖器	99	
徐脈	39	
自律神経系	121	
自律性反射	124	
心音	38	
侵害受容器	133	
心外膜	33	
心筋	23	
心筋収縮	38	
心筋層	33	
神経細胞	114	
神経組織	8、10、114	
神経突起	114	
神経内分泌	105	
心室中隔	34	
腎小体	91	
腎錐体	91	
心臓	33、35	
腎臓	90	
腎単位	93	
伸張反射	124	
新陳代謝	80	
伸展	26	
心電図	38	
心内膜	33	
腎乳頭	91	
心嚢	33	
腎杯	91	
心拍数	33	
腎盤	38	
深部感覚	91	
深部痛覚	134	
心房中隔	134	
真肋	35	
漿液	18	
髄腔	78	
髄鞘	15	
錐状体細胞	115	
膵臓	136	
錐体	74	
錐体外路	115、119	
錐体外路系	117	
錐体交叉	115	
錐体路	115、119	
水平面	11	
髄膜	119	
精液	98	
精管	97	
精細管	97	
精子	97	
正常体温	140	
性腺	108	
性腺刺激ホルモン	107	
精巣	97、100	
精巣上体	97	
声帯ヒダ	60	
成長ホルモン	107	
精嚢	97	
性の決定	100	
声門	60	

生理的狭窄（食道）————73	
赤色骨髄————15	
脊髄————115	
脊髄神経————121	
脊柱————18	
脊柱管————10	
脊柱起立筋————26	
セクレチン————108	
舌下神経————121	
赤血球————50	
舌骨下筋群————26	
舌骨上筋群————26	
舌咽神経————121、135	
舌扁桃————72	
腺————76	
全か無の法則————27	
前鋸筋————26	
仙骨神経————123	
前障————117	
染色質————9、100	
染色体————9、100	
浅側頭動脈————40	
前庭神経————136	
蠕動運動————77	
前頭洞————58	
前頭面————10	
前頭葉————117	
全肺気量————63	
泉門————18	
前立腺————97	
臓器感覚————135	
総頸動脈————37、40	
臓側腹膜————77	
総腸骨静脈————37	
総鼻道————58	
僧帽筋————26	
僧帽弁————35	
側頭葉————117	
側脳室————119	
足背動脈————40	
鼠径靱帯————25	
組織————8	
組織間液————49	
組織呼吸————62	
咀嚼————26、77	
咀嚼筋————25、26	
ソマトスタチン————108	

◆ た 行 ◆

体位————10	
第一次性徴————101	
体液————49	
大円筋————26	
体温調節中枢————140	
大胸筋————26	
体腔————10	
大口腔腺————72	
大後頭孔————18	
第三脳室————119	
体循環————35	
大循環————35	
大静脈孔————27	
体性感覚————133	
体性感覚野————134	

体性感覚路————119	
大泉門————18	
大腿動脈————37、40	
大腸————73	
大動脈弓————35、37	
大動脈弁————35	
大動脈裂孔————27	
大脳核————117	
大脳脚————117	
大脳髄質————117	
大脳半球————117	
大脳皮質————117	
大脳辺縁系————117	
第四脳室————119	
唾液————72、77	
唾液腺————72	
多尿————93	
短骨————14	
胆汁————78	
単収縮————27	
弾性血管————39	
男性生殖器————97	
男性ホルモン————97、108	
チェーン・ストークス呼吸————62	
中空器官————74、76	
腔————100	
中耳————136	
中心管————115	
中心小体————9	
中枢————117	
中枢神経系————115	
中脳————117	
中脳蓋————117	
中鼻道————58	
腸液————78	
聴覚————136	
聴覚野————118	
聴覚路————119	
蝶形骨洞————58	
長骨————14	
跳躍伝導————123	
直腸————73	
椎骨動脈————37	
低血圧症————39	
抵抗血管————39	
DNA————100	
適当刺激————133	
テストステロン————97、108	
電解質コルチコイド————108	
伝導路————119	
頭蓋腔————10	
頭蓋骨————10	
同化作用————80	
動眼神経————121	
洞結節————38	
瞳孔反射————124、135	
橈骨動脈————40	
糖質コルチコイド————107	
投射神経路————119	
橈側————11	
頭頂葉————117	
動脈————35	
動脈管————38	
特殊感覚————135	
とびとび伝導————123	

トルコ鞍————18	

◆ な 行 ◆

内頸静脈————37	
内頸動脈————37	
内呼吸————62	
内耳————136	
内耳神経————121	
内旋————26	
内臓感覚————135	
内臓痛覚————135	
内側————11	
内転————25	
内分泌腺————76、105	
内包————117	
内肋間筋————26	
軟口蓋————70	
軟骨性結合————16	
軟骨質————15	
軟骨性骨————15	
軟骨組織————15	
軟脈————39	
二尖弁————34	
ニューロン————114、119	
乳腺刺激ホルモン————107	
尿————93	
尿管————91	
尿細管————91	
尿道————92、97	
尿道括約筋————92	
尿道球腺————98	
尿閉————93	
ネフロン————91	
粘膜————72、76	
脳————115	
脳幹————115	
脳室————119	
脳循環————39	
脳神経————119	
脳脊髄液————124	
脳電図————123	
脳波————123	
ノルアドレナリン————107	

◆ は 行 ◆

歯————72	
肺————60	
肺活量————63	
肺胸膜————60	
肺呼吸————26、62	
肺循環————35	
肺静脈————35	
排泄————90	
肺動脈————35	
肺動脈弁————35	
排尿————93	
排尿反射————93	
排便————77	
白質————115	
バゾプレッシン————107	
発汗————140	
白血球————51	
発熱————141	

157

鼻	58
パラトルモン	107
パロチン	109
反射	124
反射弓	124
反射の中枢	124
被蓋	117
光受容器	133
光反射	135
鼻腔	58
尾状核	117
ヒス束	38
脾臓	40
膵臓	74
腓側	11
ビタミン	79、105
鼻中隔	58
皮膚感覚	134
被膜	76
表情筋	25、26
標的器官	105
鼻涙管	58
披裂軟骨	60
頻尿	93
頻脈	39
不応期	27
不感蒸泄	140
副眼器	135
腹腔	10
副交感神経	121
腹式呼吸	62
副腎	107
副神経	121
副腎皮質刺激ホルモン	107
腹大動脈	35、37
副鼻腔	18、58
腹膜	77
腹膜後器官	77、90、91
腹膜垂	73
不整脈	39
物質代謝	80
浮遊弓肋	18
振子運動	77
古い皮質	117
プルキンエ線維	38

◆ま行◆

分時拍出量	63
分節運動	77
平滑筋	23
平衡覚	136
平衡覚路	119
平衡聴覚器	133
平衡斑	136
壁側胸膜	60、61
壁側腹膜	77
ヘマトクリット	50
ヘモグロビン	50
扁桃体	118
扁平骨	14
縫合	15
膀胱	92
膀胱括約筋	92
房室結節	38
房室弁	34
膨大部稜	136
乏尿	93
ボウマン嚢	91
ホルモン	105

膜性骨	15
膜半規管	136
膜迷路	18
末梢神経系	119
マルピーギ小体	91
味覚	135
味覚器	133
味覚野	117、135
味覚路	119
右リンパ本幹	37、40、49
ミトコンドリア	9
脈圧	38
脈波	39
脈拍	39
脈絡叢	119
味蕾	135
無髄線維	115
無尿	93
迷走神経	121
メラトニン	108

メラニン細胞刺激ホルモン	107
毛細血管	35
盲腸	73
網膜	135
門脈循環	37

◆や行◆

有郭乳頭	70
有形形質	9
有糸分裂	9、100
有髄線維	115
葉	76
葉状乳頭	70
容量血管	39

◆ら行◆

ラセン器	136
卵円孔	38
卵管	99
卵形嚢	136
卵子	99
卵巣	99
ランビエの絞輪	115
卵胞ホルモン	108
リソソーム	9
リボゾーム	9
輪状軟骨	60
輪状ヒダ	73
リンパ	49
リンパ管	33、40
リンパ系	33、40
リンパ節	33、40
涙器	135
涙腺分泌反射	135
レニン	109
連合領	117
レンズ核	117
肋膜	60
肋骨	18

◆わ行◆

腕頭静脈	37

新訂版
ニューワークブック解剖生理
人体のしくみとはたらき

著　者	芹澤　雅夫
発行人	中村雅彦
発行所	株式会社サイオ出版
	〒101-0054
	東京都千代田区神田錦町 3-6　錦町スクウェアビル 7 階
	TEL 03-3518-9434　　FAX 03-3518-9435
カバーデザイン	Anjelico
DTP	株式会社朝陽会
本文イラスト	日本グラフィックス
印刷・製本	株式会社朝陽会

2017 年 11 月　5 日　第 1 版第 1 刷発行
2020 年　9 月 20 日　第 1 版第 2 刷発行

ISBN 978-4-907176-62-4　　Ⓒ Masao Serizawa

●ショメイ：シンテイバンニューワークブックカイボウセイリ

乱丁本、落丁本はお取り替えします。

本書の無断転載、複製、頒布、公衆送信、翻訳、翻案などを
禁じます。本書に掲載する著者物の複製権、翻訳権、上映
権、譲渡権、公衆送信権、通信可能化権は、株式会社サイ
オ出版が管理します。本書を代行業者など第三者に依頼
し、スキャニングやデジタル化することは、個人や家庭
内利用であっても、著作権上、認められておりません。

JCOPY ＜（社）出版者著作権管理機構 委託出版物＞
本書の無断複写は著作権法上での例外を除き禁じられています。複写される
場合は、そのつど事前に、（社）出版者著作権管理機構（電話 03-5244-5088、FAX
03-5244-5089、e-mail: info@jcopy.or.jp）の許諾を得てください。

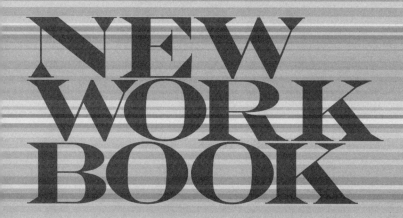

ニューワークブック

新訂版
解剖生理
人体のしくみとはたらき

解答・解説集

scio
Publishers Inc.
サイオ出版

解答集 第2章　骨格系

第1章
総　論

練習問題　p.11

1 ▶▶ 4

4：遺伝子を形成するDNAは核の中に
　　ある。

2 ▶▶ 4

4：外呼吸を行なうためには、外肋間
　　筋や横隔膜などの呼吸筋の収縮と
　　弛緩も必要である。

3 ▶▶ 2

2：原形質は80～90％が水で、タンパ
　　ク質、脂質、糖質、電解質イオン
　　などが10％ほどである。

4 ▶▶ 3

3：染色体は核内の染色質から有糸分
　　裂時につくられる。

5 ▶▶ 4

4：線毛上皮は、多列円柱上皮や立方
　　上皮の上皮細胞の表面に線毛があ
　　るもので、鼻腔、気管、卵管、精
　　巣輸出管にみられる。胃や腸の粘
　　膜は単層円柱上皮、腺の導管の上
　　皮は部位によって異なり、単層立
　　方、単層扁平、単層円柱上皮など
　　がある。

6 ▶▶ 3

3：生殖細胞では、染色体数が半減す
　　る減数分裂が行なわれる。

7 ▶▶ 2

肋軟骨、関節軟骨は硝子軟骨、椎間円
板は線維軟骨である。

8 ▶▶ 1

1：正中面は左右の真ん中の矢状面の
　　ことなので、平行である。

9 ▶▶ 2

2：手のひらを前に向けた場合、尺骨
　　は内側になる。

10 ▶▶ 3

3：1本の臍静脈(胎盤→胎児)と2本
　　の臍動脈(胎児→胎盤)である。

第2章
骨格系

練習問題　p.19

1 ▶▶ 4

2 ▶▶ 4

1：骨格は、体幹をつくる軸骨格(頭蓋、
　　脊柱、胸郭)と体肢をつくる付属肢
　　骨格(上肢骨、下肢骨)に大きく分
　　けられる。
2：関節面がずれたり、外れることは
　　脱臼という。捻挫は、関節周囲の
　　靱帯が無理に引きのばされて一部
　　ちぎれた状態のこと。
3：膵臓は骨盤内蔵ではない。

1

第2章　骨格系　解答集

3 ▶▶　1

1：椎骨、胸骨、肋骨は赤色骨髄のまま、一生のあいだ造血する。

4 ▶▶　4

5 ▶▶　1

2：人体に関する数値は、とくに断らないかぎり成人のものと考えるため、設問は小児の場合。成人では仙椎が仙骨1個、尾椎が尾骨1個となり、計26個となる。

3：肋骨は12対24個である。

4：左右の寛骨、仙骨、尾骨で構成される。第5腰椎を含む説もある。また、寛骨は、腸骨、恥骨、坐骨が癒合したもの。

6 ▶▶　1

2：肩鎖関節は平面関節（関節面が平面になっている）に近い。

3：仙腸関節は可動性がほとんどない平面関節である。

4：足関節は蝶番関節に分類されるが、足のあおり運動から「らせん関節」ともいわれる。

7 ▶▶　4

4：内果（うちくるぶし）を触れるのは脛骨で、腓骨では外果（そとくるぶし）を触れる。

8 ▶▶　3

3：胸椎と胸骨は離れていて関節はつくらない。

9 ▶▶　3

1：腓骨ではなく、膝蓋骨が入る。

2：鎖骨は入らない。

4：腸骨と坐骨は寛骨の一部で、寛骨＝腸骨＋坐骨＋恥骨。股関節は寛骨と大腿骨で構成される。

10 ▶▶　4

b：真結合線（産科結合線ともいう）は直接計測できないので、間接的に計算して求める。

11 ▶▶　2

2：下肢の骨はけいこつ（脛骨）だが、脊柱を構成するのは頸椎である。

12 ▶▶　1

2：設問は小泉門。6か月〜1年で閉じる。

4：矢状縫合である。

13 ▶▶　4

4：手根骨は16個からなる。

14 ▶▶　3

3：下垂体が入っている。

15 ▶▶　1

2：外斜頸は上腕骨の上端部である。

3：脛骨である。

4：舟状骨、立方骨もある。

16 ▶▶　3

1：肋骨は入らない。

2：脛骨は入らない。

4：頬骨は入らない。

2

解答集 第3章 筋 系

17▶▶ 2

2：幼児の骨は膠様質に富んでいるので骨折を起こしにくい。

第3章
筋 系

練習問題 p.28

1 ▶▶ 2

2：閾値は興奮を起こさせる最小の刺激の強さである。

2 ▶▶ 4

4：心筋は横紋をもつ。平滑筋にはない。

3 ▶▶ 4

b：筋細胞に一度興奮が起こると、しばらくの間は刺激を加えても興奮が起こらない。この時期のことを不応期という。

c：筋の興奮の伝導は活動電位として全域に伝わる。伝達には化学物質が必要で、運動神経と筋のつなぎめ(神経終板)の伝達物質はアセチルコリンである。

d：とくに赤筋では酸素が必要である。

4 ▶▶ 1

1：大きなエネルギーを必要とする運動では、主として無酸素的運動として、グリコーゲンを無酸素下で分解し、アデノシン3リン酸(ATP)を生産する方法をとる。しかし、短時間しか続かない。

3：赤筋は色素タンパクのミオグロビンが多いために赤く、ミオグロビンは酸素と結びついて貯蔵できる。赤筋は単収縮時間が遅く、疲労が少なく、持続的収縮に適している。白筋はミオグロビンが少なく、単収縮時間が速くて疲労しやすいかわりに、瞬発力が発揮できる。骨格筋はこの両者の混合によって構成され、筋によって、どちらかの性質が強く現れる。

4：等張性運動は等張性収縮ともいい、筋が収縮すると長さが短縮して、付着する骨を引っ張って動かす運動である。等尺性運動は等尺性収縮ともいい、筋は収縮しても短縮しないもので、重力に対して姿勢を保持する働きなどである。

5 ▶▶ 1

2：筋電図は、筋線維が興奮したときに発生する活動電位を筋電計で記録したもので、針電極を筋肉に刺す場合と皮膚に電極を貼る場合がある。心臓の働きを調べるのは心電図である。

3：刺激を筋に伝える運動神経のうちの、1個の神経細胞(運動ニューロン)とその支配を受ける筋線維を1つの単位とみなして運動単位(神経筋単位)という。

4：筋の収縮は、筋原線維を構成する細い糸状のミオシンフィラメントとアクチンフィラメント同士の引き込みによって起こる。

3

第3章 筋系 **解答集**

6 ▶▶ 3
a：筋が疲労して収縮不能になる。
b：睡眠時には筋の緊張は低下する。

7 ▶▶ 4
1：骨格筋と心筋が横紋筋である。
2：平滑筋は、消化管、気道、尿路などの中空性器官や血管壁にみられて内臓筋ともよばれ、意志では動かせない不随意筋である。
3：心筋は、横紋筋線維をもつ心筋細胞からなる不随意筋である。

8 ▶▶ 4
1：刺激を大きくしても、一定の大きさの反応しか起きない。
2：強縮である。
3：筋が硬くなることは硬直、壊れてしまうのは腐敗である。

9 ▶▶ 4
4：腕神経叢である。

10 ▶▶ 1
2：橈骨神経に支配される。
3：正中神経に支配される。
4：橈骨神経(深枝)。上肢の伸筋はすべて橈骨神経支配。

11 ▶▶ 3
3：胸鎖乳突筋は(側)頸部の筋である。

12 ▶▶ 1
1：僧帽筋は背部の筋である。

13 ▶▶ 4
1：大腿四頭筋は下腿を伸展させる。
2：上腕二頭筋は前腕を屈曲し回外する。
3：外肋間筋は肋骨を引き上げ(吸気)、内肋間筋は肋骨を引き下げる(呼気)。

14 ▶▶ 2
2：三角筋は上腕を外転させる(水平位まで上げる)。

15 ▶▶ 2
2：表情筋(顔面筋)は20種類ほどあって、顔面神経の支配を受ける。

16 ▶▶ 3
1：表情筋である。
2：前腕の伸展運動を行なう。
4：横紋筋である。

17 ▶▶ 4
1：腹直筋である。
2：大腿四頭筋である。
3：上肢では三角筋である。

18 ▶▶ 3

19 ▶▶ 2
1：咬筋は頬骨弓から起こって下顎角に付く咀嚼筋である。ものをかむときに働く。口唇を取り巻くのは口輪筋。
3：僧帽筋は背中の上半分にある背部の筋である。
4：腓腹筋は下腿三頭筋の浅層の筋である。

4

解答集　第4章　循環器系

20▶▶　2

2：膝蓋腱反射は、膝蓋靭帯をたたく
と脊髄に刺激が達して、さらに大
腿四頭筋の運動ニューロンに伝わ
って収縮し、膝が伸びるもの。

21▶▶　3

1：横隔膜が収縮すると低くなるので、
胸腔が上下に広くなり吸気が起こ
る。

2：大腿二頭筋の拮抗筋は大腿四頭筋
である。

4：吸気時には、主に横隔膜、外肋間
筋、肋軟骨間筋、肋骨挙筋などで、
呼気時には、主に内肋間筋、腹直
筋、腹横筋などである。大胸筋は
深呼吸のときに補助的に働く。

22▶▶　2

2：腹直筋は前腹壁にある。

23▶▶　1

1：僧帽筋である。

第4章
循環器系

練 習 問 題　　　　　　p.41

1▶▶　4

1：重量は250〜300gである。
2：胎生期には卵円孔である。
3：肺動脈には静脈血が流れる。

2▶▶　3

1：心筋は横紋筋である心筋細胞から

できていて不随意筋である。

2：心房、心室とも2つ。

4：右房室弁（三尖弁）は3枚、左房室
弁（二尖弁または僧帽弁）は2枚の
弁膜からできている。

3▶▶　1

2：心筋の栄養は、冠状動脈によって
与えられる。

3：弁があるのは上行大動脈と肺動脈
の基部で、大動脈弁、肺動脈弁と
いう。

4：心拍数は男性65〜72回/分、女性
70〜80回/分なので、およそ70回/
分である。

4▶▶　2

2：洞（房）結節がペースメーカー。

5▶▶　1

2：左房室弁は二尖弁または僧帽弁と
いう。

3：3枚の弁膜からでき、半月弁とも
よばれる。

4：収縮期と拡張期の血圧の差を脈圧
という。

6▶▶　2

2：脈拍が抜けるものを結代（結滞）と
いう。

7▶▶　4

4：心臓壁からの静脈血は、冠状静脈
洞によって直接右心房に入る。

8▶▶　1

2：3枚の弁膜からなる。
3：3枚の弁膜からなる。

第4章　循環器系　解答集

4：三尖弁は右房室弁。

9 ▶▶　2

1：右心房上部の洞（房）結節から始まる。

3：腹部内臓からの静脈血を肝臓に運ぶ。

4：半月弁は心室と動脈の間にある。

10 ▶▶　3

3：左心房と左心室との間の逆流を防ぐ。

11 ▶▶　1

12 ▶▶　3

3：脈圧という。平均血圧とは、（最高血圧－最低血圧）÷3＋最低血圧で求める数値で、動脈硬化の指標となる。基準値は90未満。

13 ▶▶　3

1：右心房・右心室内の血液は静脈血、左心房・左心室内は動脈血。

2：逆である。

4：交感神経は促進的（心拍数を速く、収縮力を増強）に、副交感神経は抑制的（心拍数を遅く、収縮力を減弱）に働く。

14 ▶▶　4

4：冠状静脈洞から右心房に注ぐ。

15 ▶▶　2

2：静脈弁は、四肢とくに下肢の静脈に多い。

16 ▶▶　3

3：肺動脈ではなく、上横隔動脈が出る。

17 ▶▶　2

2：弁は静脈にある。

18 ▶▶　3

3：腹腔動脈が左胃動脈、脾動脈、総肝動脈に分かれる。

19 ▶▶　2

20 ▶▶　3

3：最低血圧である。

21 ▶▶　1

2：自律神経の交感神経、副交感神経（迷走神経）の支配も受ける。

3：下大静脈に注ぐ。

4：頸部では総頸動脈が触れやすい。

22 ▶▶　3

3：胸管には下半身と左上半身のリンパが流入する。右上半身は右リンパ本幹に流入する。

23 ▶▶　2

2：僧帽弁は左房室弁である。

24 ▶▶　4

4：胃腸管から肝臓へ向かう。

25 ▶▶　2

2：大伏在静脈は下肢の内側面の静脈である。

解答集 第5章 血液・組織間液およびリンパ

26▶▶ 4

4：下腸間膜動脈は大腸に分布する。
小腸に分布するのは上腸間膜動脈、
腹腔動脈(十二指腸)である。

27▶▶ 1

28▶▶ 2

2：門脈から肝臓へ入り、肝静脈から
下大静脈へ注ぐ。

29▶▶ 2

2：肝円索は胎児の臍静脈から門脈に
入る枝が残ったものである。

30▶▶ 1

1：肺静脈には動脈血が流れる。

31▶▶ 2

2：臍動脈(胎児→胎盤)は2本で、臍
静脈は(胎盤→胎児)は1本である。

32▶▶ 1

1：右リンパ本幹は右の静脈角(右内頸
静脈と右鎖骨下静脈の合流点)に、
左は胸管として左静脈角に入る。

第5章
血液・組織間液およびリンパ

練 習 問 題 ‥‥‥‥‥‥‥ p.52

1▶▶ 3

3：リンパ球は白血球の1つである。

2▶▶ 1

2：弱アルカリ性である。
3：アルブミンが血漿タンパクの60%
程度を占めて最も多い。
4：無顆粒白血球は、脾臓やリンパ節
でつくられる。

3▶▶ 1

1：ヘマトクリットとは、血液中の赤
血球が占める体積の割合をいう。

4▶▶ 3

3：骨髄以外でつくられるものもある。

5▶▶ 3

1：血液の量は成人で体重の約1/13
(8%)である。
2：動脈血は鮮紅色。
4：血清に凝集素抗B(β)をもつ。

6▶▶ 3

3：比重は1.055〜1.066である。

7▶▶ 3

3：骨髄機能低下による貧血などでは、
診断のために骨髄穿刺が必要。

8▶▶ 4

1：約7000(4000〜10000)/μL。
2：好酸球が染まる。
3：リンパ球が最も小さい。

9▶▶ 3

1：男性16g/dL、女性14g/dL。
2：白血球は核をもつ。
4：初めての輸血で抗Rh凝集素がつく
られ、2回目のRh陽性血の輸血に

7

第5章　血液・組織間液およびリンパ **解答集**

よって血球の凝集や破壊が起こる。

10▶▶ 2

2：窒素代謝の産物である。

11▶▶ 4

1：血漿である。

2：4000～10000個である。

3：リンパ節などでつくられるものも
　ある。

12▶▶ 2

2：白血球のなかには骨髄以外でつく
　られるものもある。

13▶▶ 2

2：白血球の食作用は好中球や単球が
　行なう。

14▶▶ 3

3：T細胞とB細胞はリンパ球である。

15▶▶ 4

4：アルカローシスはアルカリ性に傾
　く（pH7.44以上）こと。pHが小さ
　くなる、つまり酸性に傾くことは
　アシドーシスという。

16▶▶ 2

2：胸腺（thymus）で成熟するものをT
　細胞、骨髄（bone marrow）で成熟
　するものをB細胞という。

17▶▶ 3

1：肝臓で壊される。

2：含まれない。含むものは血漿。

4：白血球の機能は生体防衛である。
　血液凝固作用は血小板である。

18▶▶ 1

1：酸素の運搬である。

19▶▶ 2

1：肺から末梢に運ぶ。

3：溶かす働きはプラスミノゲンなど
　である。

4：血漿タンパクは血漿に含まれてい
　る。

20▶▶ 1

b：両親がAB型のとき、O型以外の
　すべての血液型の子どもが生まれ
　る可能性がある。A型以外の子ど
　もが生まれる可能性はある。

d：A型とB型の両親からは、すべて
　の血液型の子どもが生まれる可能
　性がある。

21▶▶ 3

1：A型は凝集原Aと凝集素βをもつ。

2、4：Rh陰性の女性とRh陽性の男
　性との胎児はRh陽性となる。胎児
　の血液が母体内に入ると、母体の
　血液に抗Rh凝集素がつくられて母
　体には影響がないが、この凝集素
　が胎児に入ると、胎児の凝集原と
　反応して胎児の赤血球は破壊され
　るので、流産や死産の原因となる。
　日本人にはRh陰性の人は少ないの
　で、欧米に比べてあまり問題は起
　こらない。

22▶▶ 1

1：抗A、抗B凝集素をもつ。

23▶▶ 1

8

解答集 第6章 呼吸器系

24▶▶ 1

1：酸素の運搬に関係する。

25▶▶ 4

1：pHは小さくなる。

2：$PaCO_2$が上昇するのは呼吸性アシドーシス。

3：胃液の塩酸が失われて血液から酸性度が減るのはアルカローシスである。

26▶▶ 2

2：HCO_3^-が大きくなる。

27▶▶ 1

1：肺胞低換気などで$PaCO_2$が上昇する。

第6章
呼吸器系

練習問題　　　　p.64

1▶▶ 2

2：腹痛はほとんどみられない。

2▶▶ 1

c：O_2はヘモグロビンと結合し、CO_2は血漿に溶けて運ばれる。

d：不規則な呼吸と無呼吸の状態をくり返す。

3▶▶ 2

1：気管は食道の前面（腹側）にある。

3：1回換気量の1/3程で、約150mL。

4：85〜105mmHgである。

4▶▶ 4

1：1回換気量が徐々に増加し、次いで徐々に減少する呼吸が繰り返される。

2：右肺は3葉、左肺は2葉。

3：内肋間筋は呼息筋。吸息筋は外肋間筋や横隔膜など。

5▶▶ 2

1：副鼻腔はすべて鼻腔に通じる。

3：内呼吸は毛細血管と組織細胞とのガス交換をいう。

4：脳幹に呼吸中枢がある。

6▶▶ 4

4：内呼吸である。

7▶▶ 3

8▶▶ 3

1：成人で16〜18回/分である。

2：350〜500mLである。

4：赤血球と結合する。

9▶▶ 4

10▶▶ 4

4：1秒率（％）は、1秒量を肺活量で割って100をかけたもの。70％以上が正常で、それ以下では閉塞性肺疾患の疑い。

11▶▶ 1

2：末梢の肺胞で行なわれる。

4：肺動脈には静脈血が流れる。

第7章 消化器系 解答集

12 ▶▶ 3

3：血液中の二酸化炭素濃度が高くな
　　ると呼吸を促進させる。

13 ▶▶ 2

2：後壁上部の粘膜下に咽頭扁桃があ
　　る。

14 ▶▶ 3

1：蝶形骨洞
2：咽頭
4：肺胞

15 ▶▶ 4

4：右気管支のほうが太く角度も急(気
　　管に対して角度が浅い)である。

16 ▶▶ 3

3：水蒸気は呼気に多く含まれる。

17 ▶▶ 1

c：右肺は3葉、左肺は2葉。
d：吸息時には、外肋間筋や横隔膜が
　　働く。内肋間筋は呼息時に働く。

18 ▶▶ 4

4：O_2はヘモグロビンと結合し、CO_2
　　は血漿に溶けて運ばれる。

19 ▶▶ 2

b：収縮で増大する。
c：肺胞換気量は単位時間に実際にガ
　　ス交換に使われた空気量で、1回
　　換気量から死腔を引いた値に呼吸
　　数を乗じた値。

20 ▶▶ 3

3：pHが低下する場合はアシドーシス
　　という。

21 ▶▶ 4

d：新生児の呼吸。

22 ▶▶ 2

2：1回換気量は350〜500mLである。

第7章
消化器系

練習問題　　　　　　　　　　p.80

1 ▶▶ 3

1：乳歯は生後6〜7か月から生える。
2：乳歯は7歳頃から抜け始めて、永
　　久歯に入れ替わる。
4：上下16本ずつで計32本。

2 ▶▶ 3

3：最も硬い組織はエナメル質である。

3 ▶▶ 4

4：水の大部分(95%)は小腸で吸収さ
　　れる。

4 ▶▶ 4

4：マルターゼはマルトース(麦芽糖)
　　をブドウ糖にする。

5 ▶▶ 1

1：胃の次に十二指腸。

6 ▶▶ 3

10

解答集 第7章 消化器系

7 ▶▶ 4

4：前半の2/5は空腸、後半の3/5は回腸。

8 ▶▶ 3

3：輪状ヒダは小腸にある。

9 ▶▶ 4

1：胃液は無色透明で塩酸とペプシンを含み酸性である。

2：栄養素は小腸で吸収される。

3：右上腹部にある。

10 ▶▶ 2

1：主細胞はペプシノーゲンをつくる。粘液は粘膜上皮細胞が分泌する。

3：副細胞は数が少なく、粘液を分泌する。

4：ガストリンは、幽門部の基底顆粒細胞のG細胞が分泌する消化管ホルモンの1つ。

11 ▶▶ 3

3：ビリルビンは胆汁色素。

12 ▶▶ 4

4：右上腹部にある。

13 ▶▶ 2

1：タンパク質分解酵素を分泌するのは膵臓である。

3：ランゲルハンス島は、膵臓にある。

4：胆嚢は、右葉の下面にある。

14 ▶▶ 4

4：腎臓の働きである。

15 ▶▶ 3

3：交感神経は抑制的に、副交感神経は促進的に働く。

16 ▶▶ 4

17 ▶▶ 1

c：1つになって開口する。

d：膵臓や十二指腸は腹膜後器官である。

18 ▶▶ 4

1：亢進される。

2：アルカリ性で、十二指腸で胃液の塩酸を中和する。

3：膵液は、タンパク質分解酵素、糖質分解酵素、脂肪分解酵素を含む。

19 ▶▶ 1

1：エナメル質でおおわれている。

20 ▶▶ 1

1：葉状乳頭と有郭乳頭の側面の上皮に味蕾がある。

21 ▶▶ 1

1：3か所ある。

22 ▶▶ 3

舌は横紋筋、食道上部も横紋筋（中部は横紋筋と平滑筋の混合）、心臓は横紋筋である心筋組織からできている。

23 ▶▶ 2

11

第7章　消化器系　解答集

24▶▶　4

4：脂溶性ビタミンA・D・E・Kは
　脂肪とともにリンパ管内に吸収さ
　れる。

25▶▶　4

b：大腸
c：耳下腺、膵臓外分泌腺など
d：食道

26▶▶　3

a：胆嚢内に貯蔵する。
b：グルコースとはブドウ糖のこと。
　グルコースをグリコーゲンとして
　貯蔵するのは肝臓の働きだが、グ
　ルコースを吸収するのは主に小腸
　である。
c：膵臓から分泌される。

27▶▶　2

1：エレプシンはペプトンをアミノ酸
　にする腸液の酵素。
3：セクレチンは十二指腸から分泌さ
　れるホルモンで、胃液分泌を抑制
　する。
4：小腸由来のホルモンで、胃酸抑制
　あるいはインスリンの放出を刺激
　する作用があるといわれている。

28▶▶　1

1：デンプンを麦芽糖に分解する。

29▶▶　1

1：生後2～3年で生えそろう。

30▶▶　2

1：胃底である。

3：壁細胞（傍細胞）である。副細胞は
　粘液を分泌する。
4：胃液は無色透明で強酸性である。

31▶▶　4

4：右葉の下面にある。

32▶▶　3

1：大唾液腺である。
2：トリプシンとステアプシンは膵液
　である。
4：胃液分泌を亢進させて胃の運動を
　促進させる。

33▶▶　1

1：ビタミンは体内でつくられない。

34▶▶　1

2：大十二指腸乳頭は総胆管と主膵管
　の開口部で、小十二指腸乳頭は副
　膵管の開口部である。
3：胆汁は消化酵素は含まないが、脂
　肪の分解、吸収を助ける。
4：0.5～0.8L分泌される。

35▶▶　4

4：脂溶性ビタミンはリンパ管に入る。

36▶▶　2

2：低く（少なく）なる。

37▶▶　4

4：2,000～2,500kcalが必要である。

38▶▶　3

3：卵黄に多く含まれる。

12

解答集 第8章 泌尿器系

39▶▶ 2

2：虫垂は盲腸の下部から出ている。

40▶▶ 3

3：水分（約4％）および塩類の吸収。

41▶▶ 2

2：ビタミンB_2の不足は、発育不全や口内炎などを起こす。

42▶▶ 3

3：ビタミンB_{12}の不足は、貧血を起こす。

43▶▶ 4

1：セクレチンは十二指腸壁から分泌されて胃液分泌を抑制する。
2：リパーゼは脂肪を脂肪酸とグリセリンに分解する。
3：トリプシンはタンパク質の分解酵素である。

第8章
泌尿器系

練習問題
p.94

1▶▶ 2

1：尿道も尿路である。
3：腎小体は皮質にある。
4：腎錐体は髄質にある。

2▶▶ 3

1：10個程度の腎錐体からなる。
2：再吸収は尿細胞で行なわれる。
4：糸球体濾過量（GFR）の値である。

腎血漿流量（RPF）は、約650mL/分でGFRの約5倍である。

3▶▶ 1

2：尿細管はネフロンに含まれ、腎盂に至る前段階である。
3：尿管である。
4：膀胱は尿をためる器官である。

4▶▶ 2

2：子宮の前。

5▶▶ 4

a：副腎は腎臓の上にのっている。
b：95％が水。

6▶▶ 3

3：糸球体で原尿が濾過され、尿細管を通りながら再吸収される。ヘンレ係蹄は尿細管の部分。

7▶▶ 4

3：腎臓は後腹膜臓器であるとともに腹腔内臓器である。
4：尿道海綿体の誤り。

8▶▶ 1

9▶▶ 3

3：排尿反射の中枢は脊髄（仙髄）。

10▶▶ 3

1：肝臓があるため、右腎が左腎よりやや低い。
2：尿管はネフロンに入らない。
4：容量は約500mL。

11▶▶ 2

第9章　生殖器系　解答集

12▶▶ 4

4：正常では尿中にほとんど排泄されないが、静脈血漿中180mg/dLを超えると尿中に検出される。

13▶▶ 4

4：ネフローゼ症候群の主病変は糸球体にみられる。

14▶▶ 1

糸球体では、血球や高分子のタンパク質(アミノ酸)以外の水分、尿素、尿酸、クレアチニン、イオン、グルコースが濾過されて原尿がつくられる。

第9章
生殖器系

練 習 問 題　　　　　　　p.101

1 ▶▶ 4

4：子宮の正常位は前傾、前屈である。

2 ▶▶ 3

3：胎児の発育は子宮内に着床してから約280日(40週)続く。

4：排卵後、黄体から黄体ホルモンが分泌され、受精卵が着床すると黄体ホルモンは分泌され続け、乳腺の発達を助ける。授乳中も分泌され続けるので、排卵は起きないのがふつうである。

3 ▶▶ 4

4：精管は血管や神経とともに結合組織で束ねられて、ヒモ状の精索と

なる。

4 ▶▶ 4

1：精巣でつくられる。

2：勃起時に膨張硬直するのは、海綿体内に血液が充満するためであって、軟骨はない。

3：少ない。

5 ▶▶ 2

1：1本の臍静脈と2本の臍動脈。

2：卵管通気法を思い出すこと。

3：骨盤腔内にある。

4：精子による。

6 ▶▶ 2

1：卵管内でなされる。

3：機能層が肥厚充血する。

4：絨毛膜である。

7 ▶▶ 3

3：ダグラス窩は子宮と直腸の間。

8 ▶▶ 4

9 ▶▶ 2、3

1：卵子の染色体数は23本。

4：性染色体はXのみ。

10▶▶ 4

精子は精巣の精細管でつくられ、精巣網や精巣上体管に蓄えられる。

11▶▶ 1

1：正常位は前傾、前屈。

12▶▶ 4

4：排卵が始まると体温は上がる。

14

解答集 第10章　内分泌系

13▶▶ 4

4：通常は1個ずつ排出される。

第10章
内分泌系

練習問題　　　　　　p.109

1 ▶▶ 2

2：内分泌腺には導管がなく、ホルモンは毛細血管内の血液中に放出される。

2 ▶▶ 4

4：サイロキシンは甲状腺ホルモン。

3 ▶▶ 1

2：副腎皮質ホルモンの作用。
3：アドレナリンは副腎髄質から分泌される。
4：第二次性徴の発現はエストロゲン（卵胞ホルモン）による。

4 ▶▶ 1

a：バセドウ病は甲状腺機能亢進による。
b：直接に尿生成には関与しないが、副腎皮質ホルモンのアルドステロンは腎臓の集合管に作用して、ナトリウムイオンの再吸収を促進し、カリウムイオンの排泄を高める。

5 ▶▶ 3

1：腎臓から分泌されるレニンというホルモンには、血圧上昇作用がある。

3：膵臓は血糖調節を行なう。胆汁の生成は肝臓である。

6 ▶▶ 2

2：グルカゴンは膵臓の α 細胞から分泌される。 β 細胞はインスリンを分泌する。

7 ▶▶ 4

トリプシンは消化酵素。消化管ホルモンには 1 〜 3 のほか、エンテロガストロンなどがある。

8 ▶▶ 2

2：これだけ分泌過剰によって起こる。ほかの 3 つはホルモンの欠乏によって起こる疾患である。

9 ▶▶ 3

バソプレシンには、血圧を高める働きがある。

10▶▶ 3

2：過多がバセドウ病、欠乏が粘液水腫。
3：褐色細胞腫は副腎髄質の良性腫様で、アドレナリンとノルアドレナリンの分泌過剰を起こす。

11▶▶ 4

下垂体後葉から分泌されるオキシトシンとバソプレシンは、下垂体後葉の中でつくられるのではなく、視床下部からの神経細胞でつくられる（神経内分泌、p.105参照）。これは視床下部下垂体路とよばれるもので、設問はこのことを指している。
b、 c は下垂体前葉から分泌されるホ

15

第11章 神経系 解答集

ルモンだが、これらは神経内分泌では
なく、ふつうの腺分泌である(ただし、
視床下部から伸びた神経細胞から分泌
されるホルモンによって、その分泌が
調整されている)。eは十二指腸から、
fは副腎髄質からそれぞれ分泌される。

12▶▶ 3

2：電解質コルチコイド(ミネラルコル
チコイド)の働き。

3：アドレナリンは副腎髄質から分泌
される。

13▶▶ 4

4：不足の場合に起こる。

14▶▶ 2

1：機能亢進するとバセドウ病になる。

3：甲状腺から分泌される。

4：サイロキシンのこと。

15▶▶ 2

1：上皮小体からのパラトルモン。

3：前側(前面)にある。

4：ACTHは下垂体前葉から分泌され
る。

16▶▶ 1

2：交感神経を刺激する。

3：瞳孔を散瞳させ、末梢動脈を収縮
させる。

4：副腎髄質から分泌される。

17▶▶ 4

1：甲状腺から分泌される。

2：下垂体後葉ホルモン。

3：下垂体後葉ホルモンの作用である。

18▶▶ 3

3：膵臓でつくられるインスリン。

19▶▶ 3

1：下垂体のこと。上皮小体は甲状腺
の背側にある。

2：タンパク質合成ホルモン。

4：ホルモンは神経細胞や消化管から
も分泌される。

第11章
神経系

練 習 問 題　　　　　　　p.125

1 ▶▶ 3

3：脳の表層は灰白質である大脳皮質、
深層は白質である大脳髄質ででき
ている。

4：中枢神経内の神経線維には、シュ
ワン鞘がなく、代わりに神経膠細
胞(グリア細胞)があり、支持と栄
養をつかさどっている。

2 ▶▶ 3

3：求心性(知覚性)神経伝導では、末
梢から中枢の方向へ伝わらなけれ
ば、知覚は生じない。

3 ▶▶ 1

2：条件反射は後天的につくられる。

3：延髄にある。

4：中枢神経である。

4 ▶▶ 3

3：頸神経(C_1～C_8)は8対。

16

解答集 第11章 神経系

5 ▶▶ 3

3：大脳半球の深部に側脳室、間脳に
はさまれて第三脳室、橋・延髄・
小脳にはさまれて第四脳室があり、
室間孔、中脳水道で連絡し、第四
脳室は脊髄の中心管につながって
いる。

6 ▶▶ 3

1：視神経はいったん間脳の外側膝状
体に達して、ニューロンを変え(つ
まり間脳で終わり)、上行して内包
を通り、大脳皮質の視覚野に入り、
視覚を生じる。

3：大脳皮質の運動野から出る錐体路
が随意運動の伝導路で、錐体外路
が不随意運動の伝導路である。

7 ▶▶ 1

明らかに誤っているのはd．咀嚼筋(脳
神経の三叉神経の下顎神経)、e．12
対は脳神経であって脊髄神経は31対お
よびf．浅頭筋群(同じく脳神経の顔面
神経)なので、d、e、fの入っていな
いもの。

8 ▶▶ 4

4：散瞳する。

9 ▶▶ 4

4：第Ⅻ脳神経は舌下神経で、舌の運
動をつかさどる。聴覚、平衡覚を
つかさどるのは第Ⅷ脳神経の内耳
神経。

10 ▶▶ 4

4：第Ⅹ神経の迷走神経には、骨盤腔
を除く胸腔、腹腔の内蔵に分布し
ている。

11 ▶▶ 4

b：脳の動脈と静脈は伴行しない。

c：内頸動脈の誤り。また、鎖骨下動
脈の枝の椎骨動脈からも血液を受
ける。

e：脳内のエネルギー源はすべてブド
ウ糖(グルコース)で、これは脳に
貯蔵されることはない。

12 ▶▶ 1

1：麻痺性兎眼がみられる。眼輪筋の
麻痺で、眠っているときも目が開
いたままとなり、角膜が赤くはれ
る兎眼となる。口輪筋も麻痺し、
よだれがたれ、食物が口からこぼ
れる。眼瞼下垂は動脈神経あるい
は交感神経の障害で生じる。

13 ▶▶ 3

3：アセチルコリンである。

14 ▶▶ 1

1：クモ膜下腔はクモ膜と軟膜との間。
硬膜とクモ膜の間には硬膜下腔と
いう狭いすき間があり、2つの膜
は緩く結合している。

15 ▶▶ 4

4：脳神経である。

16 ▶▶ 1

1：頸神経叢から起こる横隔神経が支
配する。

第11章　神経系　**解答集**

17▶▶ 2

2：聴覚野は側頭葉の外側面ではなく、側頭葉の上面にある。

18▶▶ 2

2：視力の調節（毛様体筋、瞳孔括約筋など）は動眼神経の自律神経線維が行ない、中脳が関与している。

19▶▶ 3

1：運動性言語中枢のこと。感覚性言語中枢はウェルニッケの中枢ともいい、音は聞こえるが意味がわからない失語症となる。

2：大脳核の失調で舞踏病やパーキンソン病などの不随意運動が起こる。

3：迷走神経は多くの副交感神経線維を含む。

4：ランビエの絞輪（髄鞘の切れ目）の間を神経興奮がジャンプして伝わる。

20▶▶ 4

2：大脳皮質のブローカ中枢、ウェルニッケ中枢も失語症に関係する。

3：アセチルコリンは副交感神経の節後線維の末端から分泌される。交感神経の節後線維の末端からはノルアドレナリンが分泌される。

4：夢の80％がレム睡眠時といわれる。

21▶▶ 2

c、e：心臓や冠状動脈に対しては抑制的に働き、末梢血管は拡張される。

22▶▶ 2

膝蓋靱帯（大腿四頭筋の腱）をたたくと、刺激が脊髄（第2〜4腰髄）の反射中枢に達して大腿四頭筋の運動ニューロンに伝わり、筋が収縮して膝がのびる。

23▶▶ 4

4：大脳皮質は灰白質、髄質は白質。

24▶▶ 3

3：正常睡眠はノンレム睡眠で、脳波は徐波を示す。レム睡眠は、睡眠深度は深いが、脳波は覚醒時に近い形を示し、急速な眼球運動が起こり、脳の活動状態が上昇し、筋緊張が低下したり、自律神経系の乱れを生じて心拍数、呼吸数の増減などが起こる。

25▶▶ 1

1：呼吸中枢は延髄に、温熱中枢は間脳にある。

4：企図振戦とは、ある目的をもって行動しようと手を動かしたとき、対象物に近づくと手が強く震えることをいう。不随意運動の伝導路である錐体外路系の障害といわれる。

26▶▶ 4

4：設問は副交感神経のこと。

27▶▶ 3

3：刺激を受けた受容器からの神経信号は、求心路を通って脊髄の反射中枢に伝えられ、遠心路を通って末梢の効果器（骨格筋）に達する。

18

解答集　第12章　感覚器系

28▶▶　3

1：心臓の収縮をつかさどる。

2：H字状の中心部は灰白質、その周囲は白質。

4：すべての内臓ではない。骨盤内臓には分布しない。

29▶▶　1

1：眼筋の外側直筋の運動を受け持つ。

30▶▶　4

4：蝸牛神経と前庭神経に分かれる。前庭神経は平衡覚のみ。

31▶▶　2

2：舌の運動をつかさどる。

32▶▶　1

2：クモ膜下腔は脳脊髄液で満たされている。

3：軟膜を加える。クモ膜下腔はクモ膜と軟膜の間。

4：絶えず循環している。

第12章
感覚器系

練習問題
p.137

1▶▶　3

3：光量が増すと瞳孔は小さくなり、暗くなると大きくなる。

2▶▶　1

2：味覚は、舌の前2/3からは顔面神経(鼓索神経)、後ろ1/3からは舌咽神経によって伝えられる。

3：杆状体が明暗、錐状体が光の波長、つまり色を受けとる。錐状体は暗いときには働かない。

4：顔や手指の皮膚では、受容器の分布密度が大きい。

3▶▶　3

1：血管や神経に富む乳頭層がある。

2：角化層が変化したもの。

4：耳小骨の順序は、ツチ骨、キヌタ骨、アブミ骨で、音の受容器は蝸牛管にある。

4▶▶　1

2：音が聞こえるためには次の3つの条件が必要。①空気の振動を受けとめ、外耳道、中耳を経て内耳に伝えられること(伝音性)。②その振動がコルチ器で受容されること(感音性)。③その興奮が蝸牛神経を通じて大脳の聴覚野に達すること(神経性)。②と③を合わせて感音性ということもある。設問のケースでは内耳の損傷なので、感音性ではなく伝音性である。難聴の治療には、3つのうちのどれが原因であるかを確かめることが必要。

3：舌の部分によって分布が異なる。甘味は舌の尖端、苦味は舌根、酸味は舌の側面、塩味は尖端と側面でよく感じる。

4：嗅覚の特徴の1つに疲労現象があげられる。一定の刺激がしばらく続くと、ついにはにおいを感じなくなる。

第13章　体　温　解答集

5 ▶▶ 3

a：眼という視覚器についての記述であり、視覚の受容器は眼全体ではなく、網膜にある視細胞である。

6 ▶▶ 4

4：水晶体がレンズの役割をする。

7 ▶▶ 2

2：動眼神経である。副眼器である眼筋には、上眼瞼挙筋を含めて、上直筋、下直筋、内側直筋、外側直筋、上斜筋および下斜筋がある。このうち、外側直筋は外転神経、上斜筋は滑車神経支配で、残りはいずれも動眼神経支配である。

8 ▶▶ 3

3：聴覚をつかさどる。蝸牛とは、側頭骨内耳にある骨迷路（前庭、骨半規管、蝸牛）の一部の名称で、ほぼ同形の管状の袋である膜迷路（卵形嚢と球形嚢、膜半規管、蝸牛管）が入っている。

9 ▶▶ 4

4：下鼻道に開口している。

10 ▶▶ 3

3：耳小骨は中耳あるいは鼓室にある。

11 ▶▶ 3

1：視神経乳頭には視細胞がないので視力は欠ける（マリオット盲点）。黄斑は視力がよいところで、とくに中央のくぼみ（中央窩）は最もよく見える（中心視力）。

2：水晶体は厚くなる。
4：横紋筋（骨格筋）である。

12 ▶▶ 2

2：小汗腺（エクリン腺）から分泌される。

13 ▶▶ 4

4：水晶体が混濁して白く見える。

第13章
体　温

練習問題　　　　　　　　p.141

1 ▶▶ 2

2：午前4～6時が最も低く、午後3～8時が最も高い。

2 ▶▶ 1

1：排卵後は黄体ホルモン（プロゲステロン）の分泌によって高温期となる。プロゲステロンには体温を上昇させる（0.5℃）作用がある。

3 ▶▶ 4

3：脳幹とは、脳から終脳と小脳を除いた部分をいう。呼吸中枢と血管運動中枢は延髄にある。
4：呼吸中枢は延髄に、温熱中枢は間脳にある。

20

解答集 総合練習問題

総合練習問題 ----------- p.142

1 ▶▶ A = 1　B = 4　C = 2
　　　　D = 4　E = 1　F = 4
　　　　G = 1　H = 2　I = 1
　　　　J = 3

A. アウエルバッハ神経叢は、小腸の外縦走筋と内輪状筋の間にある自律神経性の神経叢で、内輪状筋と粘膜の間にあるマイスネル神経叢とともに、腸壁の平滑筋の運動や腺の分泌を自動的に調節する。

B. 膵臓の位置は、胃の後ろと覚えておく。したがって、腹腔内にある器官なので第9～12胸椎というのは誤りとわかる。正確には第1～3腰椎の高さ。

C. 1：肺は心臓の左右にある。3：気管・気管支の構造の特徴は、軟骨があることと線毛上皮があることと覚える。4：左右が逆。5：第4～5胸椎の高さ。

E. 2：冠状動脈は、上行大動脈の基部から出る。3：右上半身のリンパを集める。4：心房中隔。5：右総頸動脈が腕頭動脈の枝。左は大動脈弓の第2枝。

F. リン酸カルシウムが最も多い。

G. プチアリンは、デンプン（グルコース）→麦芽糖（マルトース）。

H. 上腕二頭筋は肘の屈曲。

I. 2：末梢血管のところどころに弁があるのは静脈。3：大動脈より末端にいくにつれて血圧は下がる。4：心筋は自動能をもっている。5：門脈は肝臓の機能血管で、固有肝動脈が栄養血管である。

J. 1：運動中枢は前頭葉。2：体性知覚中枢は頭頂葉。4：運動中枢は下肢のほうが上、上肢や顔のほうが下にある。5：視覚中枢は後頭葉にある。

2 ▶▶ 　1 = a　2 = a　3 = c
　　　　4 = c　5 = a　6 = a
　　　　7 = a　8 = b　9 = a
　　　　10 = a

2：錐状体は明るいところで色を感じる細胞なので、「明暗と色覚」を感じるということができる。

3 ▶▶ 　1 = イ　2 = ア　3 = イ
　　　　4 = ウ　5 = ウ　6 = ア
　　　　7 = イ　8 = ウ　9 = ウ
　　　　10 = ア

4 ▶▶ 　①細胞分裂
　　　　②インスリン
　　　　③1回換気量
　　　　④運動性失語
　　　　⑤ノルアドレナリン

4：ブローカの言語中枢は、運動性言語中枢といい、障害によって相手の言葉や意味はわかっても、言葉が話せなくなる。逆に、音は聞こえても、その意味がわからないのは、ウェルニッケの中枢（感覚性言語中枢）の障害による。

5：交感神経末端からはノルアドレナリンが、副交感神経末端からはアセチルコリンが分泌されて、対象器官に作用する。

21

総合練習問題 | 解答集

5▶▶ ①振子　②グリセリン
③内胞　④屈曲
⑤不随意筋

6▶▶ ①大脳基底核
②蝸牛管　③鎚状体
④環椎　⑤後葉

7▶▶ 1＝×　2＝○　3＝×
4＝○　5＝×　6＝○

8▶▶ 1＝イ　2＝ア
3＝イ　4＝ア

9▶▶ 1＝c　2＝a　3＝e
4＝d　5＝b

上皮組織の種類を整理して、それぞれ
どの器官でどの上皮組織が関係するか
を確かめておこう。
1：食道粘膜は重層扁平上皮。
3：胃の粘膜は単層円柱上皮。

10▶▶ 1＝イ　2＝イ　3＝イ

11▶▶ 1、5

1：収縮期血圧(上腕動脈で)110～
　130mmHg。
2：血液ヘモグロビン(女性)14g/dL。
3：呼吸数15～17回/分。
4：空腹時血糖値80～100mg/dL。
5：糸球体濾過量GFR(女性)110mL/
　分。

12▶▶ 1＝イ　2＝イ　3＝イ
4＝ア　5＝イ

13▶▶ 1＝ア　2＝イ　3＝ア
4＝イ　5＝ア　6＝イ
7＝イ　8＝ア　9＝イ
10＝ア

10：気管支動静脈は栄養血管

14▶▶ 1＝○　2＝×　3＝○
4＝○　5＝×　6＝○
7＝×　8＝×　9＝○
10＝○

8：粘膜は粘膜上皮、粘膜固有層、粘
膜筋板、粘膜下組織からなってい
る。

15▶▶ 1＝×　2＝○　3＝×
4＝×　5＝×

1：迷走神経の分布は、頸部、胸部お
よび骨盤内臓を除く腹部内臓と覚
える。
2：心電図のP、Q、R、S、Tのうち、
Pは心房の収縮、Q、R、S、T
は心室の収縮とその終了に対応し
ている。
3：正常睡眠をノンレム睡眠といい、
脳波は徐波を示すが、睡眠時に
時々出現するレム睡眠時の脳波は
覚せい時の脳波に近い像を示す。
4：ミオグロビンの少ない筋を白筋と
いい、単収縮時間が速くて疲労し
やすく、そのかわりに瞬発力が発
揮できる。この文はミオグロビン
の多い赤筋のこと。

22

解答集　総合練習問題

16▶▶　　1 = ○　　2 = ○　　3 = ○
　　　　　　4 = ×　　5 = ×　　6 = ×
　　　　　　7 = ×　　8 = ×　　9 = ○
　　　　　　10 = ×

1：筋肉の種類を問わず筋細胞は、収縮タンパク（アクチンとミオシン）をもっており、アクチンとミオシンの滑走により収縮する。この収縮にカルシウムイオンが重要な役割を果たしている。

5：肩甲骨が回転しないと、上肢は水平までしか上がらない。

6：虫垂は盲腸の下方にある。

8：神経線維内の刺激の伝導速度は、神経線維の直径に比例する。つまり太いほど速く伝わる。

10：前眼房とは、角膜と水晶体の間の空間のうち、虹彩の前の部分をいう。光は角膜―前眼房―水晶体―硝子体の順に通る。

17▶▶　　1 = ○　　2 = ×　　3 = ○
　　　　　　4 = ×　　5 = ×　　6 = ○
　　　　　　7 = ○　　8 = ○　　9 = ×
　　　　　　10 = ○

4：ニューロンで、ネフロンは腎単位のこと。

5：Rh（−）の人は、Rh（＋）の人から輸血されると血液中に抗Rh凝集素がつくられるため、第2回目にRh（＋）の人からの輸血によって、血球の凝集や破壊が起こるので、危険なことになる。Rh（＋）の人は、どちらからでも輸血を受けられる。

7：膵液は弱アルカリ性でないと作用しないので、膵臓からかなり多量の炭酸水素ナトリウム（NaHCO₃）

が十二指腸に分泌されるといわれている。

8：奇静脈、半奇静脈は、主に胸腔壁および食道などからも血液を集める静脈である。

10：CO₂はどんな膜でも通りやすい性質をもっているので、肺胞と毛細血管の間ではO₂よりも通りやすいといわれている。

18▶▶　　1 = ○　　2 = ×　　3 = ○
　　　　　　4 = ○　　5 = ×　　6 = ×
　　　　　　7 = ○　　8 = ○　　9 = ×
　　　　　　10 = ○

5：上大静脈。

6：インスリンの作用は血糖値を下げることで、不足すると血糖値が上がり、約160mg/dLを超えると糖尿病になる。

8：正確な文ではないが○でよいと思われる。

9：神経線維の刺激の伝導速度は、直径の細いものほど遅い。

10：髄液ではなく脳脊髄液が正しい。

19▶▶　　1 = 動眼、滑車、外転（順不同）
　　　　　　2 = 顔面
　　　　　　3 = 舌下
　　　　　　4 = 2
　　　　　　5 = 肝臓
　　　　　　6 = 肘関節、前腕（順不同）
　　　　　　7 = 下腿三頭筋（または腓腹筋とヒラメ筋）
　　　　　　8 = 主細胞